全自癒五行養生寶典

五行在「手」、健康我有！

養生起於自覺，行於自律

隨著食安問題浮上檯面以及國人健康意識的普及，坊間也陸續出版了許多與身體健康或養生知識相關的書籍，從飲食、運動到生活作息調整，無不跟身體有密切關聯。現代人生活節奏快速，步調忙碌，因此《全自癒五行養生寶典》一書以 5 分鐘為號召，讓讀者僅需花費少量的時間便可調養身心，達到養生的效果。

我長期耕耘於自律神經醫學領域，投身於研究之餘也常參與各式研討會與講座。我發現，現代人時常處於資訊流量龐大、生活步調緊促、工作壓力大的環境，多有頭痛、失眠、憂鬱、提早老化與罹患癌症的問題。這些問題看似屬於不同領域的症狀，但其實它們皆與自律神經失調相關。當人體內的交感神經過度反應時，不僅會造成發炎，損害體內的臟器，還會因而抑制副交感神經，使得人體無法好好休息，修補受到消耗及損傷的臟器。

醫學源自於自然，也是我學習的對象。很多人以為醫學是利用科技控制身體，依靠藥物以為所欲為，得了所有好處卻不想承擔相對的代價。其實，醫學是教導人如何與自己的身體相存，如何與外在的大自然相處。當人懂得自律時，自然不會有病痛找上門來。同樣的，身體的反應不時的提醒我哪些部位要注意，哪些行為要修正，我們應該虛心接受，而不是將之視為煩人的「毛病」。

在此書中，我以中醫的五行理論為基礎，結合長年的研究成果與治療行為中行之有年的按摩，發展出三套容易理解，簡單操作的養生方法：發聲、手掌按摩與耳部按摩。這些看似簡單的手法不但有其效果，操作起來也十分便利。更重要的是，讀者可以利用零碎時間去進行操作調養，符合現代人的生活步調。只要打開覺察，用心和自己的身體溝通，人人都可以成為五臟的按摩師，為自己帶來更健康的生活。

無論是在學術性的研討會上，還是走入社會的巡迴講座中，我都希望能把自己的研究化為實際的貢獻，用以幫助受病症所苦，需要開明解惑的患者。希望這群人能和我一樣成為一名自然神經起行坐臥的執行者，吸引更多人加入自然療癒的行列，放下一味向外追求的態度，讓自我探詢，自我省思成為養生的新觀點。

在此祝福翻開此書的讀者都能夠有所收穫，身心更加健康，邁向精彩豐富的人生康莊大道！

目　錄

第一堂　誰說自律神經不受控！

第二堂　注音符號一帖養身良藥

第三堂　手掌就是身體的疼痛地圖

第四堂　耳穴按摩，醫美級保養

第一堂 誰說自律神經不受控！

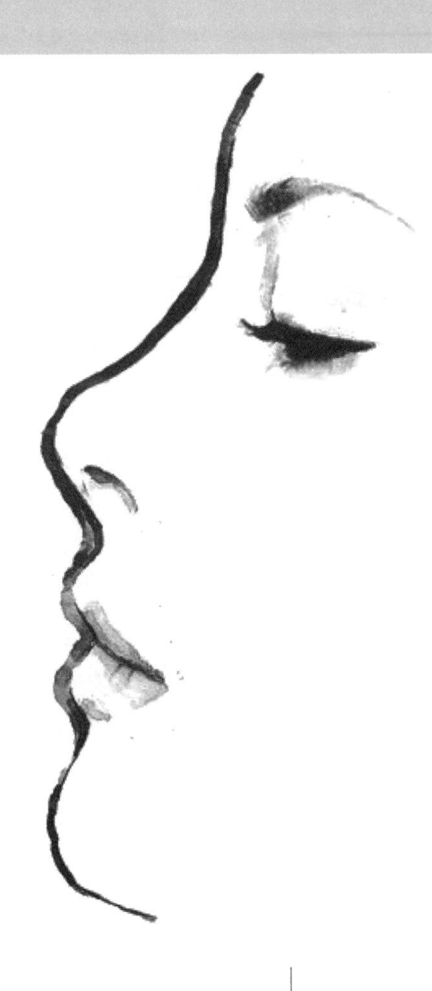

1-1 自律神經不自律？

「你的問題是什麼？」

在求診時，是否被醫生問過類似的問題？是否也是因為覺得自己身體有異常，卻總是找不著原因，例如頭痛、腰酸、失眠……？

常見醫師在初步的檢查後，懷疑病人是「自律神經失調」，而自律神經失調症在醫學領域中算是很標準的「疑難雜症」。其實，自律神經失調不是病，是身體發出的警訊！接下來就讓我們一起來了解，這些警訊背後的意義，並且一起來解除警報，為自己的身體做好保養。

身體的另一個腦

養生保健是一門與身體溝通的技巧，就像與人溝通一樣，比起專業知識，實踐與否更為重要。良好的溝通可以讓我們事半功倍，在達成目標同時也能與他人建立良好關係。同樣的，身體是我們在追求人生目標這條道路上最不可欠的夥伴，讓我們放下過往的偏見和怠惰，敞開心胸好好和身體進行溝通，讓身體成為迎向夢想的最大推手。

在身體的宇宙中，有兩大系統負責維持整個宇宙的穩定，分別為「自律神經系統」和「內分泌系統」。其中，「自律神經」統領著「交感神經」和「副交感神經」，掌管著身體裡面的五臟六腑與血管，控制著呼吸、心跳、消化、免疫、代謝……等功能。因此，我們的自律神經就像是身體的另一個腦，隨著外在環境的改變做出相應的調節，以維持身體機能的穩定運作。

當你在奔跑時，自律神經會自動加快心跳的速度，增加血液流量與呼吸頻率以支撐奔跑時所需的能量消耗與代謝，同時透過排汗移除掉多餘的體熱，避免身體過熱導致中暑。若將這些指令全都要透過大腦去傳達的話，很難想像大腦要怎麼在短時間內應付那麼龐大的訊息量。

比起把所有事情都往自己身上攬，做好分工更為實際，不是嗎？

自律神經的左右手

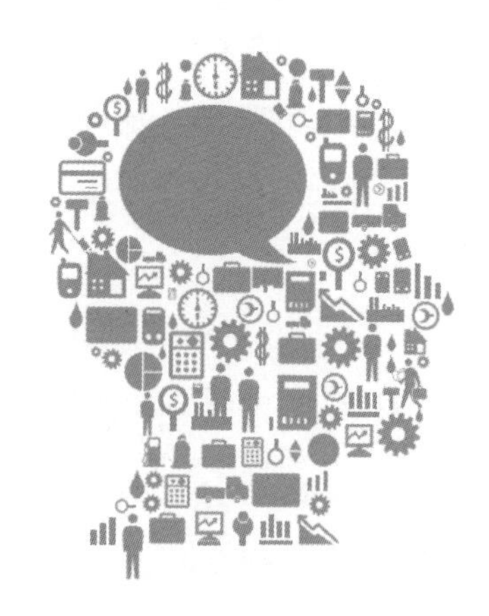

在初步認識自律神經後，接下來要介紹的是自律神經的兩大左右手：交感神經和副交感神經。如名稱所見，兩者的功用剛剛好相反，互補互助，協助自律神經面對生活日常的遭遇。

① 當交感神經處於被刺激的狀態時：

人體會呈現出一種亢奮狀態，此時體內血壓上升，心跳加快，呼吸加速，消化作用減慢，加強人體的反應速度和運動能力，以應付連續性的大幅度身體動作

② 當副交感神經處於被刺激的狀態時：

人體會呈現出一種放鬆狀態，此時體內血壓下降，心跳變慢，呼吸減速，消化作用加快，降低人體內不必要的能量消耗，開始儲存能量以應付下一次的爆發。

在進一步了解自律神經後，是否已經開始感覺自己知道如何跟身體打交道了呢？接下來就讓我們開始學習解讀身體的語言，多一分理解，自然就可以少一分誤會。

1-2
打開生命的覺察力

在經歷無數次徹夜加班的夜晚後，已經無法記得上次何時進食的你正沒日沒夜地處理著一份案子，只希望能趕在最後一刻來臨前交給頻頻催促的上司。當你正專注一個關鍵點之際，全身上下各種疼痛痠痛夾帶著暈眩與噁心感朝你襲擊而來。這股極度不舒服確實打斷了你的思緒，卻不足以擊垮你的意志，只見你不慌不忙地吞下擺在手邊的半罐止痛藥，將所有負面情緒和知覺壓了下去，繼續回頭忙你的案子。

終於，在堅強的意志力下，你再次排除萬難，交出一份出色的報告，不只獲得上司的讚賞，也替自己爭取了一點額外報酬。

這看起來又是一次事業上的成就，不是嗎？而這樣的場景是否也時常在你的生活中不斷發生呢？

是警訊還是鬧脾氣？

就如上述情景，許多人因為工作或交際的關係，往往忽略了自己是如何對待身體。例如一家公司的業務部門為了從客戶手中搶下單子，擅自壓低價碼，提前交貨期限，結果搞的財務部門必須重新分配預算以壓低成本，生產部門則需臨時提高工作時間以趕上交貨期限。雖然收入與否維繫著一家公司的命脈，但也不能因此將整個公司的運作方式交由業務部門決定。偶發性的擅自作主可能會引來其他部門的抗議，長期下來則可能導致職員集體出走，危及公司的營運。

管理身體就像管理公司一樣，不能只聽大腦的話。當身體出現異狀或感到哪裡不舒服時，記得立刻記錄下來，就算當下無法立即處理，事後也能進行補救的措施。千萬不要一忍再忍，死命硬撐，等到身體爆發集體出走潮時，再多的後悔也已經為時已晚，再多的努力也難以追回失去的健康。

不過，我們其實不需要過度害怕，只要願意察覺身體警訊，就代表事態還未到無法挽回的程度。現在就讓我們來認識自律神經失調的五大原因。

一、壓力過大，身心失衡

現代人生活物質水準較以前高出許多，但生活節奏也快了不少。前人日出而作，日落而息，一輩子只要學一、兩項一技之長便足以養家糊口，除了出幾次遠門外也不太會離開自己生長的村莊。從出生到死亡，大環境也不會有太大的改變。現在可就不一樣了，科技日新月異，資訊流量大爆發，學習也從階段經歷演變為終生之事，在這種環境下，我們只能靠著不斷精進或學習新的專長以避免遭到淘汰。

我認識一位工程師，平時加班已是家常便飯，每當競爭對手的公司發表新產品時，更是焚膏繼晷地加緊開發速度以試圖和對手抗衡。在這種長期高壓的環境下，他不僅時常感到焦慮與恐慌，深怕開發進度不如預期，甚至在下班上床後仍無法放鬆，進而影響到睡眠品質和往後的工作效率。在此惡性循環下，他的交感神經處於長期受到刺激的狀態，使得身體無法放鬆，儲存身體所需的能量。

若你經常感到頭痛、胸悶、呼吸不順，並且有失眠情況時，不妨留意一下最近的工作狀況，是否有案件或計畫一直吸引著你的注意力，讓你在工作時間外仍對此念念不忘。別讓工作強佔滿你的生活，人是為了生活而工作，不是為了工作而生活。當你感覺到自己快被壓力吞噬時，不妨找點雜事來轉移注意力。就算是掃掃地，散散步，也能幫助你脫離壓力的泥沼；或許換個角度，就能夠發現新的轉機。

二、營養不均，食不知味

肉類、脂肪、甜食，這三樣是人類在原始的大自然中最難以取得的食物，就連王侯之家也不是每天都能享用，因此從本能上對此著迷也不是什麼奇怪的事。但隨著科技發展，這三樣食物亦開始大量普及，如何克制口慾也就成了日常生活中的一大課題。除了營養的偏差外，用餐習慣的改變也息息相關。許多人為追求效率，節省用餐時間，宛如生吞飼料般將食物送下肚。

相信許多人對於三高：高血壓、高血糖、高血脂等名詞皆不陌生，囤積在體內的脂肪和膽固醇不但會造成外觀臃腫肥胖，更會阻礙血液循環，形成心血管疾病。

同樣的，不良的血液循環亦會造成自律神經誤判身體的狀況，導致傳遞出不利於身體的指令。而飲食上的急躁則會造成消化系統巨大的負擔，輕則消化不良導致身體過瘦，重則打亂消化系統的節奏，形成便秘、腹痛，甚至造成體內排毒不順，產生皮膚過敏等症狀。

吃飯，看似只是個簡單的動作，但不只身體需要時間吸收養分，心裡也需要時間進行放鬆。藉由食物散發出來的香氣和味道，一步步刺激副交感神經，讓身體進入放鬆狀態，活化消化系統以吸收食物中的能量。當食物一口接著一口進入消化道中，之前累積下來的疲勞和負面情緒也跟著被排了出來。

當你感到皮膚過敏，體重不自然升高，便祕、腹痛或是腹部腫脹時，回想一下最近自己這幾餐何時吃？吃了些什麼？別讓一時的貪小便宜成了荼毒身體的最大元兇。

三、日夜顛倒，作息反常

自從電燈被大量應用於人類社會後，人類的活動時間便正式脫離日夜的掌握，隨著近年來各種行業的興起，人類的作息也逐漸變的十分多元。然而，人類的生理時鐘在這近百年來並沒有太大的改變，脫離平常且毫無規律的作息仍會對身體造成難以忽視的影響。

依照中醫講求的作息原則，晚上十一點至凌晨一點走的是膽經，若在此時進食，身體就無法發揮原本消化脂肪的功能，導致脂肪繼續囤積。凌晨一點至三點走的是肝經，若在此時尚未入睡，則身體難以發揮原本的排毒功能，不僅容易導致精神不好與氣色不佳，還容易造成內分泌失調。凌晨三點至五點走的是肺經，此時身體會去修復人體的呼吸功能，呼吸不順的朋友這段時間請務必就寢。

就西醫觀點而言，晚上十一點開始是生長激素和褪黑激素分泌最旺盛的時刻。生長激素不僅會增進身體的代謝，汰換老舊細胞並消耗脂肪以修復內臟耗損。若此時不就寢的話，不僅無法消耗體內脂肪，身體還會因內臟未經修復而判斷體內脂肪存量不足，進而從消化系統中吸收更多脂肪，形成惡性循環。

很多人誤以為肥胖僅和飲食跟運動相關，卻不知作息也是影響身材的一大關鍵。當你感覺皮膚皺黃，面色黯淡，飲食正常體重卻持續增加時，不妨檢視一下自己近期的睡眠時刻和睡眠總數。睡眠時間不需要達到八小時，六至七小時便已足夠，但凌晨一點至凌晨三點這兩小時請務必把握。另外，下午一點至三點〈午未時〉也是段適合小憩時間，不妨利用這段空檔稍微放鬆一下，讓身體在忙碌之餘能獲得適當休息。

四、人際不順，關係緊張

和傳統的宗族社會相比，現代人的小家庭換得了許多自由，卻也少了些人情世故的歷練。科技的進步使得人與人之間的交流手段增加，卻也使得人與人的距離越來越遠。在缺乏情緒處理經驗的情況下，人際關係的挫折不僅會大幅影響心理情緒，也會對身體造成不良影響。

最常見的例子莫過於許多人利用飲食作為負面情緒的宣洩管道，一時之間吞下超出消化系統所能負荷的食量，導致身體出現腹痛、胃酸逆流等症狀。或是任憑自己的情緒暴走失控，打亂了原本的生活作息規律，引發失眠等相關問題。隨著心靈書籍在市面上的普及，確實顯現出有許多人在情感與情緒處理上出了問題。

其實，很多人的最大問題在於過度執著，就像走進一個死胡同裡，執意向前只會持續碰壁。這時不妨想辦法轉移自己的注意力，從事一些能讓放鬆情緒的活動或興趣。別讓你的負面情緒害慘你自己，人生的學習都是從挫折開始，不妨讓這次的失敗成為你下一次成功的基石。

五、環境因素，習慣問題

科技帶給了我們許多便利性，但也對環境造成了不少問題，除了當下耳熟的 PM2.5（細懸浮微粒）外，噪音、菸害，甚至是傳播途徑和範圍因此大幅增加的疾病都是許多人在工作場所所需面臨的問題。或許你早已對這些不舒適感到習慣，但身體卻抱持著不同的想法。每當我們暴露在汙染的環境下，體內的自由基便會增加，導致細胞老化，影響到我們的自律神經，造成器官發炎並引發各種疾病。

另外，許多人因工作所需，長期處於一固定位置並重複著相同的作業。這種工作環境可能會導致部分人士因此養成壓迫到神經的不良姿勢。如同血管般，當血管遭到阻塞時會導致組織缺氧壞死，神經遭到阻礙時也會導致知覺出現異常。這些反應不一定會立即出現，但當你一鬆開被擠壓的部位時，各種酸痛便會連接浮上檯面。

當一位好的老闆必須善用胡蘿蔔與鞭子。同樣的，當一位身體的好主人必須懂得如何善待身體。或許我們無法改變我們的工作環境與內容，但我們可以在假日時多出去走走，多接觸大自然，補充新鮮的空氣以排除累積在身體內的毒素。別讓大腦的慾望控制住你的行動。我們都知道，偏心絕對不是獲得多數支持的最好方式。

由於造成自律神經失調的因素很多，包括壓力、食物、睡眠、基因……等等，而每個人的發生原因也不相同，症狀往往又是綜合且因人而異的，因此是現代人不能不了解的文明病。

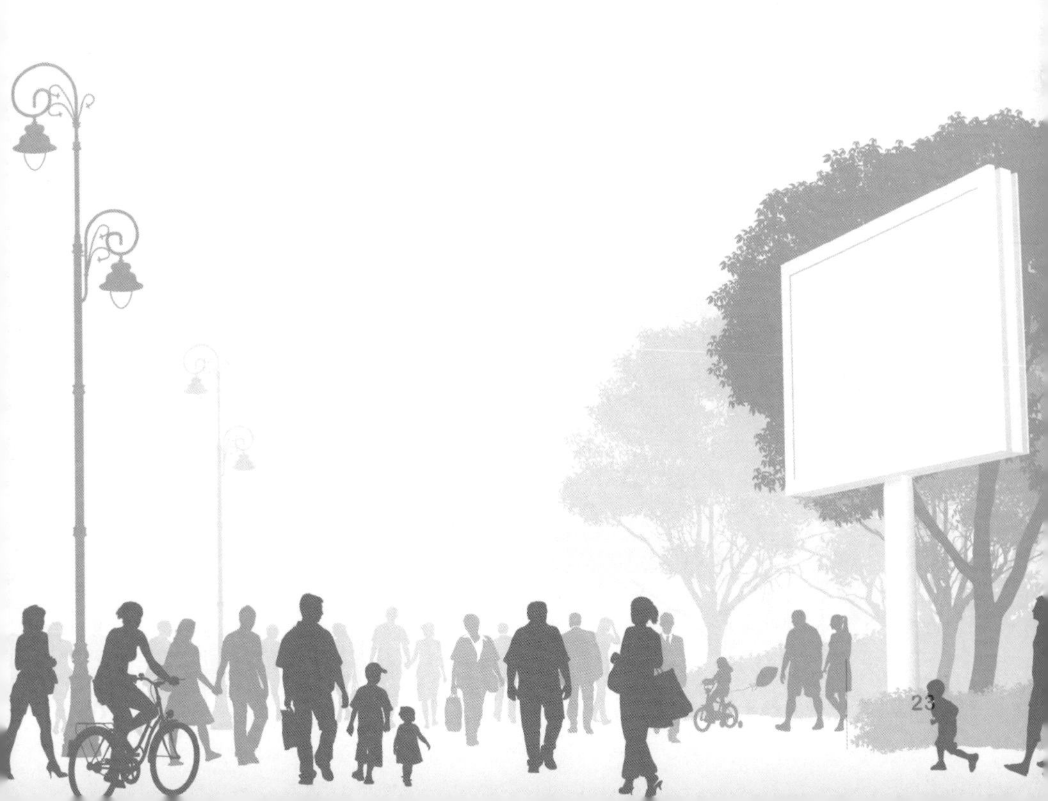

1-3

身體小宇宙，五行有夠行！

五行是中醫一大理論基礎，以木、火、土、金、水等五種自然界屬性，來代表身體的五種特質。五行除了可以對應到身體特質外，也能對應到人體五臟、手掌五指、樂曲五音，以及東南中西北。

自然界本身就有一定的循環，所謂五行相生、相剋是指五行之間有互相滋生、助長關係，譬如木生火、火生土；或相互制約的木剋土、土剋水的相剋關係。同樣的，人體本身也是種循環，體內的臟器同五行一樣有著互生互剋的關係，而謂牽一髮而動全身。

中醫常運用五行理論的核心精神以調理身體，修身養息，一般人則可依此原則，維持身體的平衡，並減少情緒過度紛擾、壓力過大，以維持身心健康。

五行人的基本介紹

每一種五行人都有適合自身的調養方式，有些人火氣較旺，不適合接觸重口味或辛辣的食物；有些人氣血較虛，體質偏寒，就需要靠攝取驅寒食物改善自身的體質。讓我們來看一下自己是屬於哪一種五行人吧！

木行人：

木行人屬於少陽。木行人的體質通常風氣較多，較容易受到外在環境氣溫和氣流的影響，導致血管收縮過度，造成高血壓和中風。木行人對於外在刺激較其他五行人敏感，較容易出現過敏症狀。此外，木行人需多加注意肝膽方面的疾病，當身體出現暈眩、頭痛、顫抖、抽搐……等症狀時，可能是體內肝風內動所導致。

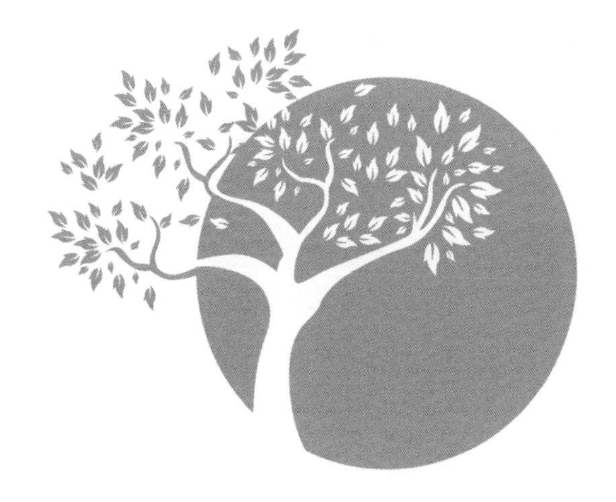

火行人：

火行人屬於老陽。和其他五行人相比，火行人的體質通常偏熱，較容易罹患口乾、出汗、發熱、發紅……等熱症。由於體內氣火旺盛的關係，亦較容易出現臟器火氣過多的情形。此外，火行人較容易有心血管方面的疾病，平時應避免攝取過於辛辣刺激的食物，甜食則少吃為妙。

土行人：

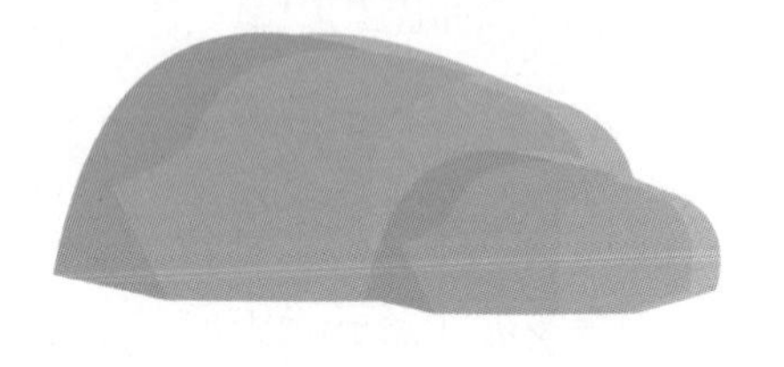

土行人屬於陰陽平和之人。和其他五行人相比，土行人的體質容易偏濕。當濕氣累積於脾臟時，便容易罹患脾胃相關的疾病。由於體質濕黏，體內氣血運行較為緩慢，容易產生水腫、腹痛與腹瀉，需多攝取蘿蔔、番茄、黑木耳……等活血食物以降低血液的黏稠。另外，蓮藕、白蘿蔔、薑……等食物都有助於降低體內的濕氣。

金行人：

金行人屬於少陰。金行人的體質通常較為乾燥，容易引起火氣上身，和火行人同樣應避免攝取過於辛辣刺激的食物。由於體質乾燥的關係，金行人應多補充水分，多攝取梨子、蓮藕、杏仁……等能保持體內溫潤的食物。此外，金行人應多注意肺臟方面的疾病，當身體出現咳嗽、氣喘……等症狀時，可能就是肺部過於乾燥所導致。

水行人：

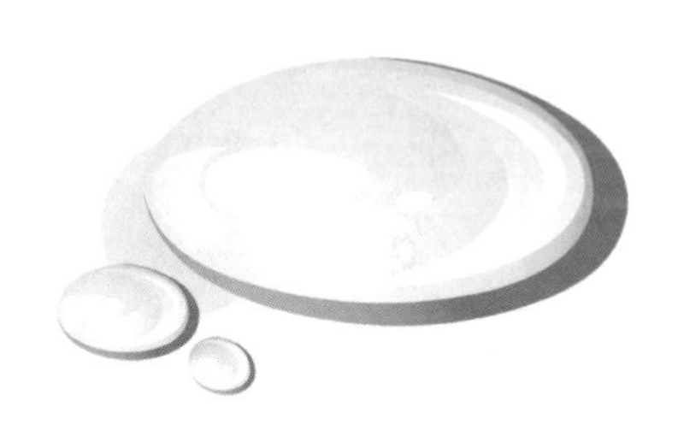

水行人屬於太陰。和其他五行人相比，水行人的體質較為偏寒，容易四肢無力，手腳冰冷。除了少碰冰品外，水行人平時可以多攝取羊肉、番茄、紅棗……等去寒食物，調理時則能添加些薑、蒜以去除體內的寒氣。此外，水行人的腎臟通常較為虛弱，需要多攝取芝麻、黑豆、山藥……等補腎食物以調養腎臟。

以上就是五行人的大致介紹。其實，每一個人都不會完全屬於五行中的其中一屬性，有時候是水中帶些金，或火中帶點木，在體質上也會有些許的影響。因此，可多參考其他類型的養生方法，並根據氣候時節，或是生活環境狀況稍微做些調整。

五行的循環現象

除了大家耳熟能悉，五行之間的相生相剋外，五行之間還有哪些互相影響的現象呢？熟悉這些現象不僅可以讓我們更加了解五行之間的關係，這些循環現象也是之後章節中調理身體的原則依據。以下便是相生相剋下能夠往下細分的四種常見現象。

火
土
金
水
木
火生土
土生金
金生水
水生木
木生火
木剋土
火剋金
土剋水
金剋木
水剋火

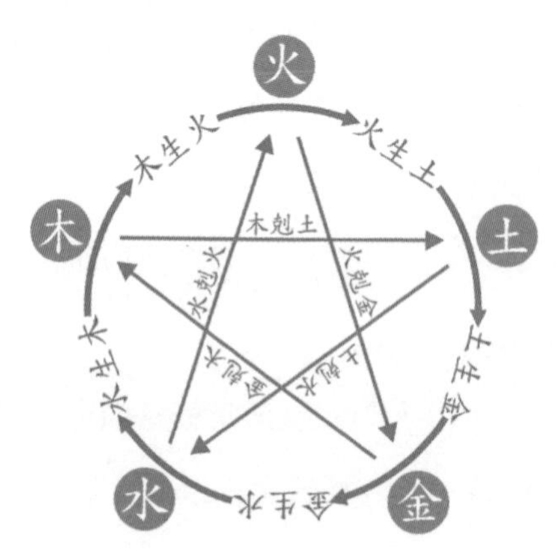

五行相生相剋圖

五行飲食法

現代人由於生活忙碌、三餐無法定時，導致許多人容易脾胃不適，對於太酸太辣的食物，無法入口。

五行相剋理論中，木（青綠色）旺則剋土（黃色），就傳統醫學的療癒觀點上必先實土，也就是說當我們肝火旺盛時，預防的方法就是堅實脾胃的功能。

運用攝取香蕉（黃色）與檸檬（青綠色）這二項水果，我們利用香蕉和檸檬適當地入菜，並且運用它們本身富含的酵素，不僅可以強化蛋白質，更可以幫助消化蛋白質的食物，使腸胃負擔降低，比較不會有胃腹部脹氣出現。

相剋法—黃配綠飲食建議

1：香蕉：含豐富酵素，如果吃到蛋白質的東西不好消化，更容易產生酸性物質，而酵素可以幫助肉類分解。

2：檸檬：富含礦物質及維生素 C，還能讓皮膚更富彈性。

一、子旺母衰：

《元理賦》記載：金能生水，水多金沉。水能生木，木盛水縮。木能生火，火多木焚。火能生土，土多火晦。土能生金，金多土變。當樹木開花結果時，若果實太多，便會從樹木上吸取過多養分，造成樹木本身虛弱。如果身為子的屬性過於旺盛，就會從母的屬性吸取太多能量，使之虛弱困乏。

二、母旺子衰：

《元理賦》記載：金賴土生，土多金埋。土賴火生，火多土焦。火賴木生，木多火熾。木賴水生，水多木漂。水賴金生，金多水濁。就如同父母過度強勢，抑制子女的成長。如果身為母的屬性過於旺盛，反而會壓抑到子的屬性，使之積弱不振。

三、弱者愈強者之剋：

《元理賦》記載：金衰遇火，必見銷鎔。火弱逢水，必為熄滅。水弱逢土，必為淤塞。土衰遇木，必遭傾陷。木弱逢金，必為砍折。當剋制的屬性遠勝於被剋制的屬性，便會造成毀滅性的後果。現今許多暴斃事件都是因為死者身上的五行極度不平衡，如潰堤般崩壞所導致。

四、反剋：

《元理賦》記載：金能剋木，木堅金缺。木能剋土，土重木折。土能剋水，水多土流。水能剋火，火炎水熱。火能剋金，金多火熄。當剋制的屬性遠遜於被剋制的屬性，便會遭到反噬，導致自身的消亡。

1-4
告別不適症狀，從心開始

俗話說：「知己知彼，百戰不殆」，在前面的章節中我們得知了造成自律神經失調的原因，也了解到自己是屬於哪一種五行人後，再來就是從各種症狀中判斷哪些與自律神經失調有關。

這乍聽之下看似困難，但是請別忘了，萬物都有自我察覺和自我療癒的能力，只是許多人總是專注於外物而忽略了傾聽自己的身體。因此，往往已經到了積勞成疾時，才急著想要亡羊補牢。

你是否還在忍受那些煩人的小毛病嗎？不妨留點時間讓自己靜一靜，讓心回到自己身上，相信你便不難發現，其實凡事都有跡可循。

不適症狀一覽表

部位	器官	症狀
頭部	腦部	頭暈、頭痛、偏頭痛、頭皮發麻
臉部	眼睛	眼睛痛、視力模糊、眼睛疲勞、眼睛酸澀
臉部	耳朵	耳痛、耳鳴
臉部	嘴巴	味覺異常、口渴、口乾
臉部	喉嚨	發癢、異常想咳嗽、異物感
胸腔	胸部、鼻子	胸悶、類鼻塞呼吸困難
皮膚		不出汗、皮膚乾、多汗、異常冷汗、全身癢、蕁麻疹
心臟		胸悶、心悸、心律不整
血液循環		頭暈眼花、手腳冰冷、血壓明顯起伏、站立性暈眩
消化系統		噁心(嘔吐)、腹部脹、腸胃蠕動異常、胃痙攣
排泄系統		便秘、拉肚子、頻尿、排尿不易
生殖器官		陽痿、陰道乾
肌肉		全身肌肉痠痛、肩膀緊繃、肢體麻木、肌肉跳動
關節		關節倦怠無力
精神狀態		失眠、多夢、缺乏食慾、焦躁、易怒、記憶力退化

將主導權交還給身體

當你察覺到身體出現異狀時，腦海中浮現的第一個想法是什麼？在你試圖求助於醫生或藥物時，是否忘了身體本身就有一定程度的自我治癒能力？

現代醫學常常把身體看成是一個物體而非有機體，在處理完表面上的症狀後，便忽略了背後的原因。在這種觀念下，許多人總是像打地鼠般，出了什麼症狀便吃什麼藥，藥越吃越多，吃到最後，不僅需要面臨巨額的藥物費用支出，身體也會因藥物的副作用變得虛弱許多，甚至需要藉由藥物來抑制其他藥物的副作用。

在此有項觀念要告訴大家，疾病是身體在一定原因以及一定程度的損害作用下，因自律調節紊亂所引發的異常現象。構成疾病的要素有二：一定原因的損害和一定程度的損害。當身體受到損害時，便會引發症狀來提醒身體的擁有者，同時啟動自我治癒機制來修復身體。當身體發出警訊時，我們需要做的僅是遠離造成損害的源頭，而非藉由藥物進行壓抑，讓身體繼續受到損害。

頂級呵護，結合傳統與科技

在老祖先智慧的累積下，我們得以學習如何調養自己的身心；在現代科技的幫助下，我們得以藉由更有效率、更安全、更方便的方式以調養身心。

從前的針灸不僅要具備相關知識，還需要準備適當的器材與熟悉複雜的操作方式。同時，由於刺針的侵入性導致許多人不敢嘗試。現在，有許多先進的科技產品，不僅可以免除對於侵入性治療的恐懼，操作起來也簡便許多，甚至可以自己在家操作。

當今的臺灣已進入高齡化社會，許多醫療器材因應銀髮族的需求而問世。其實，部分醫療器材的用途不僅侷限於字面上的醫療，同時也有保健養身的功效。不須要等到身體出現病變或症狀，平時就可以花時間去進行了解，尋找適合自己保健養身的器材。

這些器材不只能用於身體機能的維護，有些對於精神上的調養也有不小的幫助。如現今許多新型的按摩枕或按摩椅，在舒緩身體外亦可促進產生體內嗎啡與多巴胺，釋放情緒上的壓力。若是自律神經失調，交感神經過度作用，也可靠相關儀器消除交感神經亢進，讓身體得以好好放鬆，藉此改善失眠與焦慮的症狀。

目前許多醫療器材已有許多臨床運用的案例，其中包括老人慢性病復健、毛髮細胞再生、消除腫脹與發炎、醫學美容以及運動傷害舒緩……等。一台先進科技的結晶不但能做到傳統醫學難以辦到的事情，還能結合老祖先的智慧，讓流傳下來的技術變的更有效率。

回歸最初始的狀態

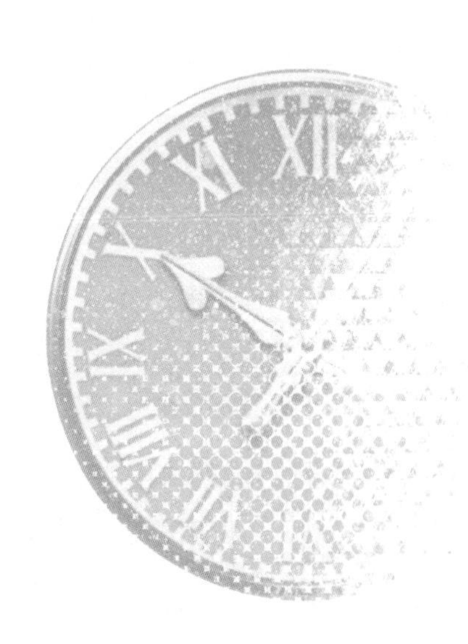

有些人以為身體對外在刺激毫無反應就叫做健康，殊不知自身的自律神經已被過度壓抑，失去了發出警訊和自我修復的能力。當他們終於注意到身上的疾病時，往往已經錯失了即早治療的時機。正常的自律神經會適度的對外在刺激產生反應，就像小嬰兒一樣，雖然他們看似容易生病，但這種現象其實代表他們的自律神經反應極佳。

俗話說「活著就要動」，平常除了適當的運動之外，其實也有一些簡易的保健方法。在接下來的章節中我們就進入實作階段，經由發聲共振和穴位按摩活化體內的臟腑，只要一天花個幾分鐘，就能輕輕鬆鬆趕走所有令人頭痛的毛病！

1-5
建立養生觀念，掌握健康金鑰

在檢視完自己的日常生活後，是否已經找到需要改變的地方呢？下定決心是個良好的開始，不過改變方向要正確，執行起來才會更有效率。讓我們先從生活中最容易看出差異的部分開始，掌握好吃、喝、拉、睡這四把健康金鑰，通往健康的道路，便從此處開始。

吃：民以食為天

俗話說：「吃的好不如吃得巧」，在這個物質不缺乏，反倒容易營養過剩或不均的年代，如何控制自己的口腹之慾就顯得十分重要。當坊間各種餐廳主打高 CP 值、吃到飽時，你又可曾想過，身體是否真的需要那麼多熱量？同樣的，營養不均也是造成身體出問題的主要原因之一，體內許多分解蛋白質和脂肪的酵素酶都需要靠從外攝取，若是只偏好特定食物，就算吃的不多也是容易有肥胖問題。

除了攝取量和攝取種類外，品質也十分重要。現代許多不肖業者為了節省成本或增加顧客，會刻意使用人工合成的化學物質添加物以增加食物中的味道。這些添加物或許能讓食物變得更為可口，卻容易囤積在體內，增加身體的負擔。就算是天然的添加物，長期大量攝取也會造成肝、腎等臟器過度耗損，引發疾病。

喝：一杯下肚大不同

臺灣屬於亞熱帶氣候，一年四季並不明顯，其中又以炎熱的夏天佔了大多數的時間。由於海島地形的關係，臺灣的氣候十分潮濕，在這種又濕又熱的環境下，難免會有許多人選擇以冰飲和冷氣度過悶熱的氣候。

然而，一時的快活背後總是有著許多隱憂。中醫記載：「為中之氣盛，則能食而不傷」，但冰冷的飲品卻容易對脾胃造成傷害，一旦攝取過多，不但無法解渴，反而會讓人容易上火，出現身體燥熱，甚至導致身體容易感到疲憊想睡。過多的寒氣亦容易引起血管收縮、血液凝固、氣血阻塞不通，造成頭痛、胃痛……等問題。

提起冰飲，許多人就會想到可樂、汽水、芬達……等碳酸飲料。這些飲料中的碳酸成分會讓鈣質流失，造成骨質疏鬆的問題。因此，這一類的飲料應盡量避免飲用，尤其是發育中的學童，以免影響身體健康及發育狀況。除去碳酸飲料，路邊手搖店的飲料多有大量糖分和香精，也是少喝為妙。

拉：通行無阻塞

一個人的健康狀況除了能從本人的身體狀況中得知，也能由其排泄物略知一二。這也是為何醫生在問診時，總是會向病人詢問排便的狀況。以下會提出幾個排便時糞便的異常狀況與其該注意的部分。

當糞便較為乾硬時，代表身體缺水或較為燥熱，應多補充水分；當糞便呈現黑褐色時，則代表腸胃可能有出血的情形，必須盡早做詳細檢查，以免演變成重症；當糞便出現惡臭時，可能代表身體已經有好一段時間沒進行排便，或腸內的益生菌數量稀少，須多補充體內的益生菌或增加排便頻率；當糞便出現稀軟的形情時，則可能是壓力過大或有腹瀉的症狀，需要好好保養自己的脾胃或減輕自己的壓力。

睡：夜夜好眠

如同前面所提的項目，睡眠亦是人類生活中必要且必須的一環。除了適時的時間和適當的時段外，良好的睡眠品質不但能保持身體的健康，也能維持心情的愉快。若一個人的睡眠品質長期不佳，便有可能影響到日常工作中的反應和表現，進而形成更多影響睡眠的壓力。在此惡性循環下，勢必會導致自律神經失調，引起意外或造成慢性疾病。因此，確保自己的睡眠品質十分重要。

要如何知道是哪些狀況造成自己的睡眠品質變差呢？讓我們看一下自己的舌脈便能知道。舌脈偏紅、苔少時，代表身體過於燥熱，腎臟出了問題；舌脈顏色偏淡則代表心和膽的氣色較虛，需多多注意；舌苔呈黃褐色則是肝出了問題，可能會伴隨著便秘現象；若是舌脈呈現暗紫色，則需注意體內血液的循環狀況。

1-6 陶冶心靈，打造健康全人

一個健康的個體除了擁有一副健康的身體外，也會擁有個健全的心靈。若心理長時間過度接觸壓力，或是交際情感上出了問題，都會對人體的反應和行為模式形成負面影響，進而對身體造成負擔，拖垮身體的健康。

現代人所處的環境瞬息萬變，生活步調也較以前快出許多，自然比較容易有適應上的問題，導致心理方面的疾病。如何在這個充滿不確定性的世代中穩住自己的心，是每一個人皆須面對的議題。我在此概略性的將心理方面的問題分成兩個區塊：心理問題和情感問題。

心理問題

在這個瞬息萬變的時代中，所有的知識與科技都不斷被發現與突破，然而也很快速的被發表和取代。絕大多數的人為了維持住自己的謀生能力，汲汲營營於吸取新知、積極思考，並力求自我突破。對於有些人來說，這樣的步調或許是難以適應，總覺得自己若是慢了半拍，差距恐怕只會越來越大，最後落得被淘汰的命運，因此，身心靈都受到了莫大的壓力。

現代物質生活發達，科技日新月異，每天都有數千萬種商品問世，挑逗著人們的各種慾望，當然，並不是所有人都有能力滿足自己的物慾。為了提升自己的購買能力，大家無不努力求取富裕的生活，甚至有些人可能會過度使用身體，或是鋌而走險，以不當的方式謀取不應屬於自己的利益。

當你有這些心理問題時，靜下心來想一想為何自己會如此缺乏自信，對於失敗感到恐懼。人非聖賢，孰能無過，別讓一時的失足否定了自己一路走來的努力。在面對物慾時，想想自己是否真的需要這麼多？想想這些物品是否真的比自己的身體健康還重要？千萬別為了一時的貪圖，到頭來無緣享受。

情感問題

我們生在這世界上，更要活在這世界上，然而現代人生活忙碌，造成社會一股冷漠的氛圍，常常有許多人對於情感變得麻木，或是讓自己陷入一種難以自拔的自我厭惡。由於無暇經營自己的人際關係，日子一久，不但忘了如何與人相處，在表達上也變得十分生疏，難以了解他人的想法與意圖。

其實，會有這樣的狀況，大多是因為不擅長交際而害怕與人接觸。不須害怕失敗，所有人在情感這塊都是從挫折中學習，從失敗中成長，沒有人是天生的贏家，也沒有人是永遠的輸家。給自己一點勇氣踏出第一步吧！

即使起步比別人晚一點，只要有心，也一定能找到自己歸屬的那一塊。

豐學堂小知識

除了身理因素之外，心理的壓力和焦慮也常常會造成神經緊繃，使得肌肉無法放鬆。因此，當工作遇上瓶頸時不妨離開座位，走動走動，發幾個聲音，讓自己短暫放鬆一下吧！

第二堂 注音符號 一帖養身良藥

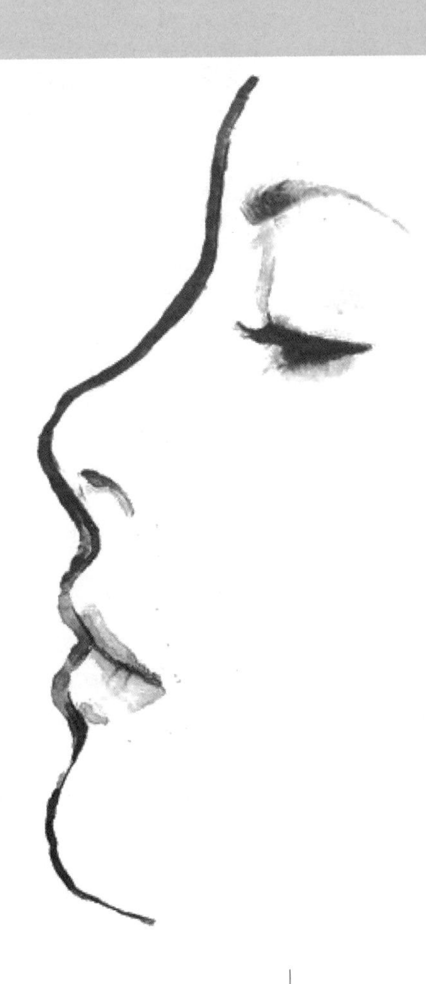

2-1
對的發音方式就是保健良方

很多人藉由聆聽音樂來放鬆心靈，許多情緒管理書籍也建議讀者以大叫來消除壓力。然而，聲音能做到的事不只是這樣，它既可維持你心靈的平衡，也可以觸發你的自律神經，平衡你的身體感應。接下來，就讓讓我們花點時間來一探聲音的奧秘。

用聲音掌控自己的自律神經

仔細觀察一下周遭朋友所進行的活動與發出的聲音，不難發現當活動越趨向動態時，他們所發出的聲音越高亢，反之則較為低沉，甚至不發一語。當體內的交感神經被刺激時，人所發出來的聲音波長較短，聽起來較高，反之，當副交感神經被刺激時，發出來的聲音波長較長，聽起來較低。

同樣的，波長不同的聲音也會對人體的自律神經產生相異的影響。當你處於搖滾演唱會或舞廳時，容易隨著現場的氣氛感到情緒高漲，想要跟著節奏一起舞動；當你在蟲鳴鳥叫的大自然中，則會感覺心靈格外平靜，將先前的煩悶思緒拋置於腦後。以上情況都是外在聲音對於自律神經的影響。

當你想要提升精神時，不妨可以拉高自己的聲音，用自己的聲音來刺激自己的交感神經；當你想要放鬆一下時，則可以試圖壓低自己的聲音，讓副交感神經可以藉由自己的聲音開始活化。

用聲音平衡你的身體

如同從食物攝取營養一樣，聲音的聆聽也需要均衡。稍微觀察一下周圍，那些常與人接觸，說話直率又大聲的人通常不只精神比較好，身體情狀也較佳；而那些鮮少與人相處，不太說話的人，不只看起來較沒精神，身體也比較容易出些小毛病。

當身體接受到音波時，頻率與音波相近的臟腑便會隨之產生共振，進而活化臟腑的運作。那些與人相處時，講話直率又大聲的人便是因為常接觸到各種波長的音波，體內臟腑活化情形較為熱絡，因此，這類型的人與其他人相比之下，顯得更有朝氣。

或許你不一定喜歡大聲講話或和各式各樣的人進行交流，但你還是可以嘗試聆聽各種不同的音樂，用波長不同的聲音給身體來段不一樣的按摩。

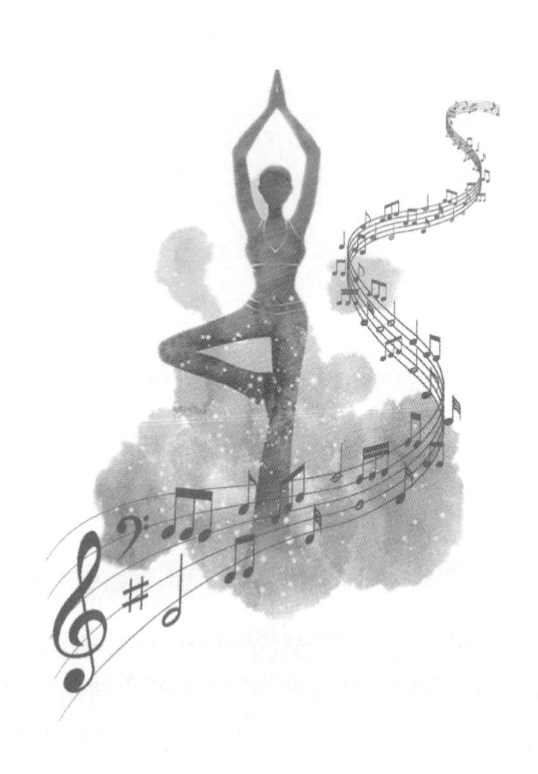

2-2
用五音打造健康體質

隨著音樂的響起，除了心靈的平靜外，有沒有感受到身體較為輕盈呢？

其實，音樂療法的運用早在中國古代已有一番成果。古人運用傳統五音：角、徵、宮、商、羽調理身體的臟腑，運用不同曲調的樂曲對相應的症狀進行療癒。我自己在多年的醫學研究中，也發明了一套能靠自體發音與體內臟器產生共振的方式，在此稱之為「注音符號養生法」。接下來，就帶大家一起認識這套方法。

五五健康法則

在學習用注音符號法自我保健、排毒養生前，先讓我們來認識一下「五五健康法則」。五行除了可以對應到五臟外，也可以對應到中國的傳統樂曲五音和自然醫學的五個尾音：「ㄚ」、「ㄣ」、「ㄥ」、「ㄤ」、「ㄨ」。

我們可以藉由身體的症狀中得知究竟是哪一處的臟器

出了狀況？接著再由五行中對應與相關的聲音來著手，進而達到舒緩與療癒的效果。

以失眠為例，失眠可能是壓力過大和肝火過旺所導致的現象，須從調理肝經和心經下手。這時對照圖表，多聽 Mi〈角〉和 So〈徵〉調的樂曲，多發ㄚ和ㄣ音都有助於改善失眠的症狀。

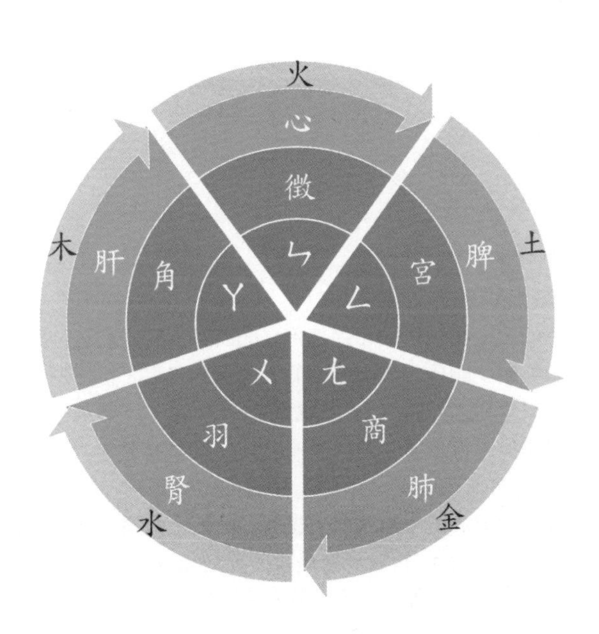

五行的相生相剋

相較於西醫的對症下藥，中醫更注重於維持整個身體循環的平衡。當你咳嗽時，相較於西醫的專注於肺部的處置，中醫則會認為是脾臟的問題導致肺部出了狀況。乍看之下確實有點複雜，但只要搞懂五行的相生相剋理論，就能輕鬆化解身體的各種毛病。

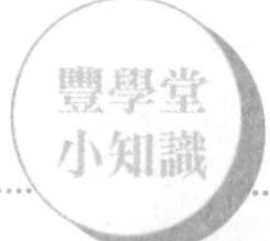

五行的相生相剋箭頭順序都是呈順時鐘方向，圓弧的圓圈代表著相生關係，尖尖刺刺的五芒星則代表著相剋關係，最後只要掌握好木剋土，金剋木，火剋金，水剋火，土剋水的關係，你也能輕鬆畫好一幅五行相生相剋圖。

發音應避免於子午兩時辰，也就是晚上十一點至凌晨一點和中午十一點至下午一點進行。此時人體受自然磁場影響，細胞非常活躍，不應用外力刺激使其更為躁動。

五行相生為中醫的「母子理論」：「虛則補其母，實則瀉其子」。當心臟氣血虛弱時，心臟屬火，木生火，發出與木對應的「ㄚ」音可以有效地改善該情況；當心臟氣血過於旺盛時，火生土，發出與土對應的「ㄥ」音則可以有效地改善該情況。同樣的，五行相剋則為利用剋制的關係，如當心臟氣血過於旺盛時，水剋火，則發出與水對應的「ㄨ」聲可以有效地改善該情況。

不知在如此解釋後，你是否已經懂得運用五行相生相剋來調養自己的身體了呢？下面的章節，我們將舉出生活中常見的案例，帶你從中抽絲剝繭，一道一道解開這些惱人的難題。

2-3 找回青春，甩開惱人眼圈問題

人生就像一座山丘，在出生後我們會一直往上，逐漸成長，變得更高，更壯，更有能力去追逐我們的夢想。但當我們達到山丘的頂端後，等待我們的便是無盡的下坡。是的，我們終將老去，但，誰不想在這山頭上多待一陣子呢？

或許我們無法改變自己的年齡，但我們能讓自己看起來更為年輕。保持外表年輕的方法有許多種，其中最直接的則是展露出好氣色，讓自己看起來活潑有朝氣。

靠「ㄚ」和「ㄣ」走出失眠的低潮

眼袋和黑眼圈是許多人常面臨的難題，兩個半圓掛在眼前看起來既無精神又顯得老態。眼袋不僅位置明顯，也不容易靠粉妝掩飾，就算特地為此去做了微整形手術，過一段時間又有可能長回來。

許多人都知道眼袋和黑眼圈與失眠、睡眠品質不佳有關，但除了想辦法讓自己多睡一點外，難以提出其他可能有效的對策。其實，失眠不只會導致眼袋與黑眼圈，還會造成人容易緊張或感到焦慮，大量消耗心臟與脾臟的能量，導致兩邊較為虛弱。基於母子理論：「虛則補其母」，藉由發「ㄚ」音與「ㄣ」音活化肝臟與心臟，進而改善心脾兩臟的問題。

隨著緊張、焦慮等症狀的消失，人也變得比較容易放鬆，自然就能舒服地進入夢鄉，降低失眠與睡眠品質不佳的困擾。中醫的奧妙就在於此，著手的點看似與失眠無直接關聯，卻能夠確實的解決失眠上的問題。稍微想一下，生活上是否有碰到一些正攻法無法解決的問題呢？或許換個角度從旁切入，或許就能找到不錯的突破口。

2-4 撫平不平順，告別青春痘

在擊退了眼袋和黑眼圈後，臉上是否還有其他坑坑疤疤困擾著你？相信許多人總有被青春痘騷擾的經驗，尤其是一部分的孕婦，自從懷了孕，體質改變後，原本絕緣的青春痘就如洪水猛獸般襲來，怎麼躲也躲不開。

若是依靠外力拔除，不管是使用藥物還是硬擠，不但有可能留下難看的疤痕，效果也不持久。在面對惱人的痘痘時，究竟是否有能一勞永逸的解決方式呢？

拔痘，要從根下手

以西醫而言，青春痘為毛囊阻塞導致的發炎現象，須從飲食清淡和臉部消炎著手。但以中醫來論，除了臉部的消炎外，找出根本原因才能徹底的解決問題。長出青春痘的原因大致有三：體質燥熱、熬夜少眠、免疫虛弱。

體質燥熱者對於食物的刺激較為敏感，在接觸到辛辣或是重口味食物時便容易引發脾胃濕熱。基於母子理論：

「實則瀉其子」的原則，可以多發「ㄥ」和「ㄤ」音以降低肺部的火氣，協助排除脾胃的濕熱。

若是因熬夜而引起的青春痘，則可能因熬夜導致交感和副交感神經出了問題，造成肝火上升、內分泌失調。這時可以多發「ㄚ」音來消除肝火，改善青春痘的現象。

免疫虛弱的原因多為腎臟旺盛，消耗掉肺臟大部分的能量導致肺臟虛弱，造成免疫力下降。這時可以多發「ㄨ」和「ㄤ」音，多多補充肺臟的能量。不只是產後的媽媽，進入青春期的學童也容易碰上免疫力不足的問題。這時不妨幫他一把，讓他在同儕面前青春不留痘。

2-5
排除宿便，讓身體更加輕盈

有些人不管是何時吃、吃了什麼、吃了多少，體內的腸胃蠕動都很正常，就像一位盡職的戰友般陪你度過許多三餐不固定的日子。然而，有些人卻不管如何控制飲食，都容易出現便祕的問題。

還在擔心昨日的宿便成為今日的絆腳石嗎？其實一點聲音的共鳴就能大幅改善你的便秘！讓我們開口大聲跟便秘說再見，告別小腹便便，身體自然瘦一圈。

掌管排便的兩大臟器

在人體的眾多器官中，肝臟主宰著排泄系統，脾臟主宰消化和新陳代謝系統，只要是便秘問題，大多跟這兩個器官脫離不了關係。因此，多發「ㄚ」和「ㄥ」音就能改善便秘問題。在掌握好大方向後，接下來讓我們進行更精確的分析。

若排便多呈硬塊而非平時的坨狀物，大多為脾臟出了問題，導致腸道裡的水分減少，不只造成廢棄物變硬，也使得腸道蠕動能力下降，加劇排便的難度。這時多發「ㄥ」音就能活化脾臟，增加腸道裡的水分，不但能軟化廢棄物，也能增進腸道的蠕動力；排便時，也不會再感覺到之前的無力感，也不會因此對上廁所心生抗拒。

若是感覺排便排不乾淨，身體有些沉頓時，通常是主導體內排泄系統的肝臟出了問題。肝臟失調不只影響排便的通順，也會造成體內氣血瘀積，廢棄物滯留於體內，引發老化問題。這時多發「ㄚ」音可以改善肝臟的失衡情況，讓體內的排泄系統更為通暢。

豐學堂小知識

現在許多便利商店都有販賣高纖維食物如：梨子、蘋果、香蕉……等，只要多用點心，花點時間幫自己補充一下，就能有效地改善排便問題。

2-6
一天一音，改善過敏體質

有什麼東西會隨著年齡一起增長？

知識、財富、資歷、智慧……或許每個人都有不一樣的答案，但令人感到遺憾的是，身體上的毛病也是其中之一。許多人常常抱怨，年紀一到，不是這裡痛，就是那裡酸，甚至告誡年輕人，趁青春要好好保健身體。不過，一般年輕人精力旺盛，可不把這些話聽進耳裡。

然而隨著科技產品的使用、環境的變遷，許多文明病也漸漸年輕化，因此，保健的年齡層也日趨年輕。

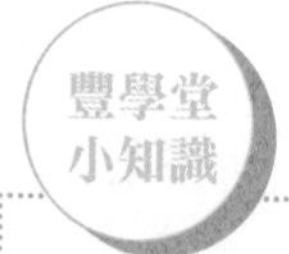

藥膳食補也是一種增強免疫力的好方法，例如，薏仁、紅豆可以補脾；芹菜、竹筍、小米則可以補腎；梨子、杏仁則能補肺。

認識與過敏相關的三大臟器

不管是大環境的轉變，還是周圍接觸到的物體，總是有東西會造成身體產生劇烈反應。發炎、起疹、咳嗽、氣喘……這些症狀就像是一條條鎖鏈一樣束縛著我們的行動，讓我們無法好好享受辛苦換來的生活。

從中醫的角度來看，過敏體質與過敏現象大多源自於體內五臟中的肺臟、脾臟、腎臟失調所引起。若要改善過敏體質，從這三者切入再合適不過。

下面我們便從肺臟、脾臟、腎臟來詳細解析：

肺臟主宰我們的呼吸及排毒系統，同時也是個對溫度十分敏感的器官。當你發覺你對溫度過敏時，便有可能是肺臟受風寒或炙熱侵襲所導致的現象。這時可以多發「ㄤ」因以和肺臟共振，活化肺臟的運作使其恢復平衡。

脾臟主要負責身體的新陳代謝，當脾臟失去平衡時，身體便容易累積濕氣，造成皮膚紅癢的過敏現象。若你發現你對潮濕的環境過敏，可以試著多發「ㄥ」音提升脾臟的功能，舒緩皮膚紅癢的不適。

腎臟主管體內水分的運行，當腎臟功能失衡時，體內的水分也會跟著失調。水分過多時容易產生濕疹，過少時則容易導致皮膚乾燥龜裂。這時可以試著多發「ㄨ」音來調整自己的腎臟，改善皮膚的過敏狀況。

每日除了練習發音，當然最重要的還是平時就要好好幫身體打好基礎，保暖靠穿著，飲食要吃少刺激性食物，再配合適時的運動提升自己的免疫力，也別讓一時的貪圖享受賠上了自己的健康。

2-7

尋回快樂，靠聲音調整心情

每當看見孩童在遊樂嬉鬧時，你是否會打從心底冒出「無憂無慮真好」的想法呢？自從進入社會後，隨著年齡的增長，來自四面八方的煩惱和擔憂也累積得越來越多，這些負面情緒就像無法擺脫的包袱，時時影響著你的生活。除了偶爾放個假遠離塵世，暫時卸除這些包袱外，究竟有什麼方法可以讓自己回歸到孩提時那種無憂無愁的狀態？

其實，人的心情往往受身體所影響，心緒的不穩定一定程度上反映了身體的不穩定，對於處於人生過渡期的更年期婦女說更是如此。想要尋回快樂的自己嗎？照這樣發聲就對了！

導致更年期不適的臟器

在中醫的看法中，認為更年期的定義主要是掌管月經與生育的兩條經脈：任脈和衝脈日漸虛衰，導致停經。其中，更年期身體的不適多出自於腎虛。腎虛的情形包含腎氣不足、腎陽虛衰、腎陰虧虛、腎精虧乏及腎陰陽兩虛……等。因此，肝經和腎經的調理對於改善更年期症狀來說十分重要。

多發「ㄚ」音可以調理肝經，保持肝臟的活絡；多發「ㄨ」音則能調理腎經，改善腎虛的問題。當自己感覺到心煩氣躁或情緒低落時，不妨花個幾分鐘發這兩個音，讓自己的心情跟著體內的臟器一同獲得適時的療癒。

豐學堂小知識

更年期的情緒不適與交感神經過度刺激亦有關聯，平時透過聽音樂或誦經增加副交感神經的活性，平衡失調的自律神經。

2-8
以聲養身，設計自己的發音日記

在先前的章節中，我們接觸了許多聲音的運用，這些發聲方式雖然有其功效，但若只是單發出音節，不免讓人覺得有些枯燥乏味。藉由設計自己的發音日記，不但能將單調無聊的發音動作演變為有趣的發音日記，也能增加自己的發聲動力，讓心靈偕同身體，更自在地朝健康前進。

善用押韻的旋律

我國傳統文學中有許多韻文創作，從春秋的詩經到戰國的楚辭、吳歌，漢代的古詩、樂府，唐宋的詩詞及明清的戲曲，這些韻文不但詞藻華美、寓意深厚，更是發音練習的好題材或是貴重的參考資料。

除了傳統文學外，近代許多新詩或流行樂曲也同樣擁有押韻的格式，一同朗誦或伴唱同樣也能達到發聲的效果。若有時間的話，不妨揪一下身邊的親朋好友到卡拉OK一同歡唱，在增進感情、抒發壓力的同時也能盡情發聲，將體內的有害物質跟著歌聲一同排出體外。

安定人心的力量

若你是屬於比較內向，喜歡靜態活動的朋友，參加誦經團或詩經班也是種不錯的選項。比起單人的朗誦或歌唱，一群人在一起時所聽到的聲音比較多元化，在聲音的接收上也較於平衡。更重要的是，有一群人共同朝一目標前進時，動力將會比隻身一人強大許多，就算因故中斷，也有人拉著你，陪你東山再起。

還在猶豫不決嗎？別讓想像出來的恐懼佔據了你的身心，只要能跨出第一步，必定就第二步、第三步。只要持之以恆，一定能走出健康的另一片天！

第三堂 手掌就是身體的疼痛地圖

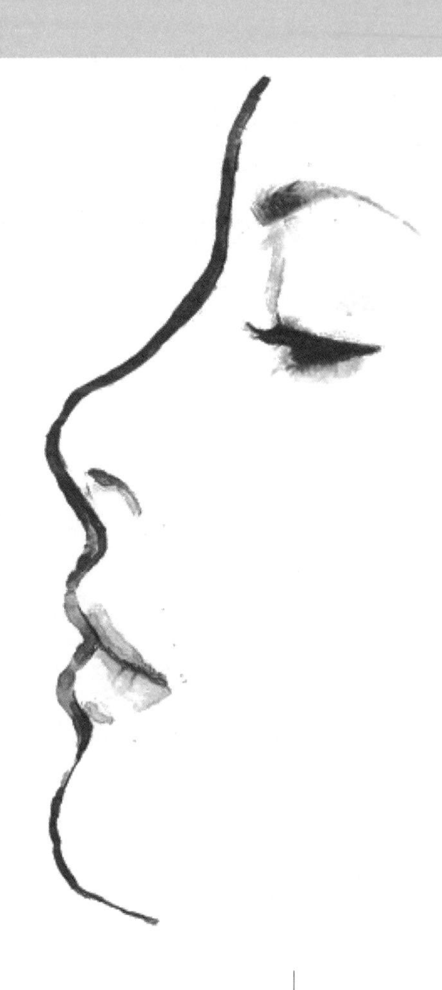

3-1
手部穴道大解密，雙手握有半片天！

手就像是身體裡的一位下屬，平時總是要為其他部位做各種雜事，像是：替嘴巴餵食、替眼睛把物體移到合適的距離、替胴體套上衣物、替皮膚騷癢……等，連有時光靠腳做不到的事情，也需要手過去輔助。不過，你有想過這位平時總是聽從命令的角色其實也能反過來影響身體的五臟六腑嗎？

《黃帝內經》中記載：「手之三陰從臟走手；手之三陽從手走頭；足之三陽從頭走足；足之三陰從足走腹。」簡單四句就帶出人體的十二經脈，像是電纜般圍繞著全身，是氣血運行的主要通道。在這十二條經脈中，就有六條與手部息息相關，就算是身體行動不方便的朋友們，也能透過按壓這些經脈上的穴道去改善各種不適的症狀。

現在就讓我們一同探究位於手部的奇妙穴道吧！

與手部經絡相關的穴位有二十三個，此外還有三十四個經外其穴與四十二個全息穴〈區〉。光是按壓這些穴道就足以改善身體大部分的病痛。不過，在眾多的穴道中，究竟要如何找出自己最需要的關鍵穴位呢？

接下來讓我們先學習以正確的方式按壓穴道，在了解不同方式的按壓技巧所造成的效果後，再讓我們依症狀進行實際操作。方法對了，才能事半功倍，別讓一時的疏忽成為健康路上的絆腳石。

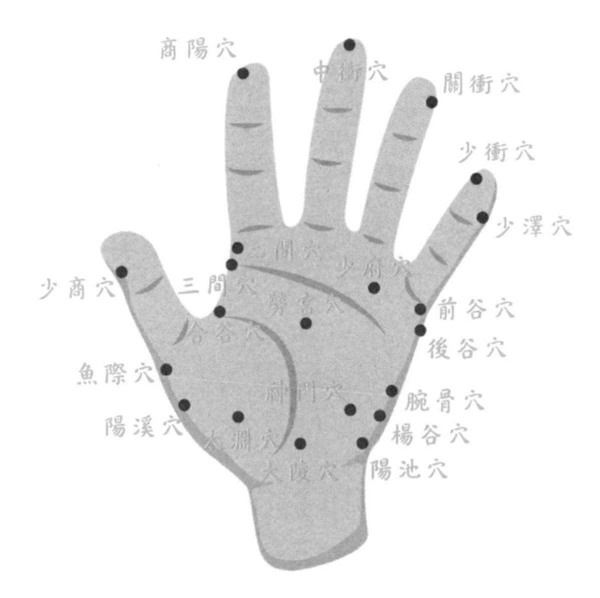

手掌主要穴位

3-2

從細節扭轉全身：手指健康操

提到按摩，很多人以為拍拍肩，捶捶背就叫做按摩，但手部又不像肩背那麼寬大，就算是輕輕地拍捶都會覆蓋到好幾個穴位，究竟要如何才能精準按壓到指定的穴位呢？其實，穴位按摩有許多種方式，包括：按、摩、點、推、捏，都是手部按摩的基本技巧。不過，在介紹按摩技巧前，讓我們先來認識一下手部按壓所會用到的部位。

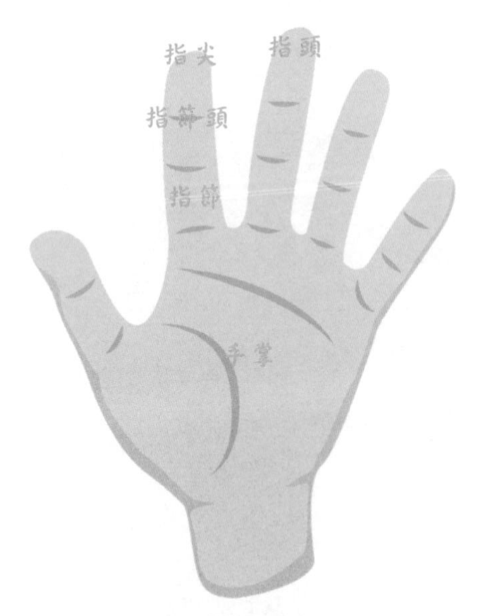

手掌位置簡介

按、摩、點、推、捏，手指健康操的基本技巧

在了解手掌各部位的名稱後，我們就可以開始熟悉手部按摩的基本技巧。

按：以手指或指節頭按在穴位上，用力擠壓。

摩：以手指的柔軟部位或手掌，貼在穴位上做來回旋轉的柔擦。

點：以指尖、指甲或尖物，在穴位上用力戳壓。

推：以手指或指節，按壓指根，往指尖直行方向進行推的動作。

捏：以手指，用力壓揉手掌內側。

這幾個技巧可以幫助我們拿捏好按壓時的施力點，以後按壓時再也不會感到力不從心，也不會因不得其法而偏移目標。

平衡循環的兩大作用：「補」與「瀉」

除了掌握好施力點外，力道的控制和施力的方向也會影響到對穴位的刺激，平時在按摩和刮痧中所聽到的「補」與「瀉」就是如此。「補」為順著經絡，以較輕微的力道輕輕刺激穴道，到達活絡經脈，填補臟腑所缺的正氣；「瀉」為逆著經絡，以較厚實的力道重重刺激穴道，用以將囤積在臟腑的邪氣排出體外。

身體是一個大循環，經絡是通路，臟腑則是節點。當某些臟腑作用過於旺盛時，便可能壓抑到其他臟腑的作用，因此在調補那些被壓抑的臟腑同時，也要適時壓抑那些過度作用的臟腑。另外，值得注意的是，有些臟器只能順補，不能逆瀉，有些則只能逆瀉，不能順補。

火
可清不可補
中指
心
土
可補可清
拇指
脾
金
可補可清
無名指
肺
水
可補不可清
小指
腎
木
可清不可補
食指
肝

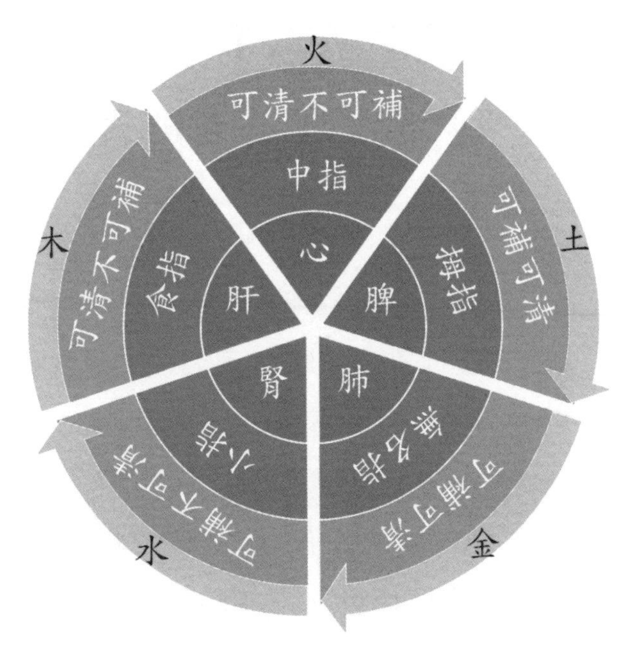

五指補瀉對應圖

豐學堂小知識

除了手指健康操外，「滾手球」對身體也是項很好的活動。滾手球為將表面凹凸不平的球狀物把玩於手中，不只能刺激穴道，也能動到手部的關節和肌肉，甚至對大腦都是項有益的刺激運動。

3-3

消化道不卡卡，瞬間趕跑擾人問題

古人常說：「吃飯皇帝大。」在傳統的農業社會中，吃飯不僅是填飽肚子，更是讓身心放鬆，一家人團聚交流，舒悶解愁的時段。不只是餐桌，廚房更是父母將齊家之術傳承給子女的地方。只是，到了現代社會，人人為了講求快速、效率，不僅放棄了開伙，連吃飯時間都是能省則省，也不管自己吞了什麼，彷彿「人還活著就是沒事」。

這種生活型態的改變不只削減了家的功能，也會影響到人體的消化系統運作。接下來將會透過幾種常見的消化問題，帶你了解原因並告訴你如何妥善處理。

囫圇吞棗，食無規律

曾經有一位朋友總是喜歡翻閱著各種食譜，我以為他喜歡烹飪，一問之下才知道他家的孩子總是以零食、速食取代正餐，不僅營養不良還有輕微的厭食症狀。中醫常講：「脾臟為人體消化之臟，主導著人體的消化，脾好，其他消化器官才會跟著活絡。」那脾該怎麼調呢？

在管控飲食之餘，我建議他每天回到家後先幫孩子「補脾土」，每天五分鐘，約三百次。在拇指側邊的指腹上，由指尖向指根方向推壓。這種輕微的刺激可以活化脾臟，增進食慾。很多時候孩子偏食並不是真的討厭某種食物的味道，而是因為無法順利消化而導致不好回憶。

多油多糖，胃火旺盛

成人雖然沒有像孩子那般急需營養成長，但飲食不均仍會影響身體健康。許多外食族總是容易感到胃部腫脹、口乾口苦，不只有口臭困擾還有便秘毛病，甚至出現牙齦出血的問題。其實，這些症狀都代表著我們的消化系統出了問題。

胃火，在中醫辨證中屬於腸胃道疾病中的熱症，通常與食用過多油炸食品與甜食有關。除了改變飲食習慣外，我們也可以透過手部按摩進行適度的調養。消除胃火有三大步驟：補脾、清肝、清肺。

在活化脾臟後，我們會依序將囤積在肝臟和肺臟的熱氣排除，以避免壓抑到脾臟。當胃火消除後，口臭問題自然迎刃而解，便祕也會獲得很大程度的改善，再也不必依賴藥物的控制。

中藥材中的大黃是常用的通便瀉火物。有排便問題的朋友在中醫師的建議下，不妨可以搭配麻子仁嘗試，不只通便還能潤腸。

若在減輕飲食調味的過程中感到不習慣的話，不妨可加點醋，利用醋酸點綴出食物的鹹味和辣味。

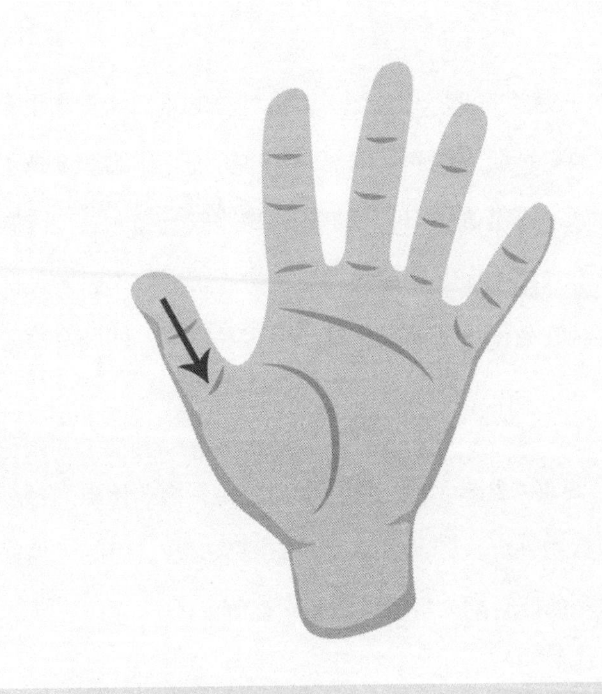

【補脾】

從手指的拇指第一節處，由指尖往指根方向直推，持續五分鐘。

偏好重口，盜汗不止

除了過多的油脂和糖類，刺激性強的重口味食物也容易造成消化系統出現異常。部分從事勞動工作的朋友為了促進食慾，經常選擇口味較重的食物飽餐一頓。這或許暫時消除了食慾不振的問題，卻也使得腸胃吸收不良，進而影響身體的免疫，造成異常排汗、容易疲倦、四肢發冷等問題。

若要改善此一情況，除了改變飲食習慣，遠離過辣、過鹹的食物外，我們還可以靠手部按摩提升身體的免疫系統。提升免疫有兩大步驟：清肺、補脾。

只要能妥善處理以上三項常見的消化問題，便能改善許多令人煩惱的症狀。或許我們難以回到從前自耕自炊的年代，但至少我們能善用老祖宗留下來的知識，照顧好我們的腸胃。接下來就讓我們透過一圖一解的方式，排除消化道的各種疑難雜症。

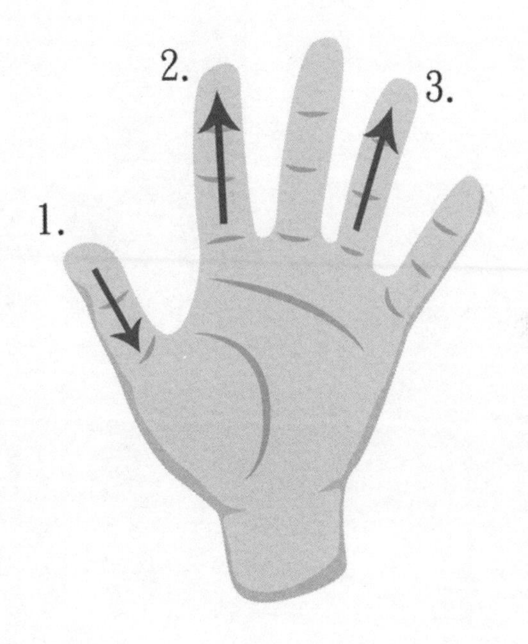

【補脾、清肝、清肺】

補脾：從拇指第一節處，由指尖往指根方向直推，持續五分鐘。

清肝：從食指第一節處，由指根往指尖方向直推，持續五分鐘。

清肺：從無名指第一節處，由指根往指尖方向直推，持續五分鐘。

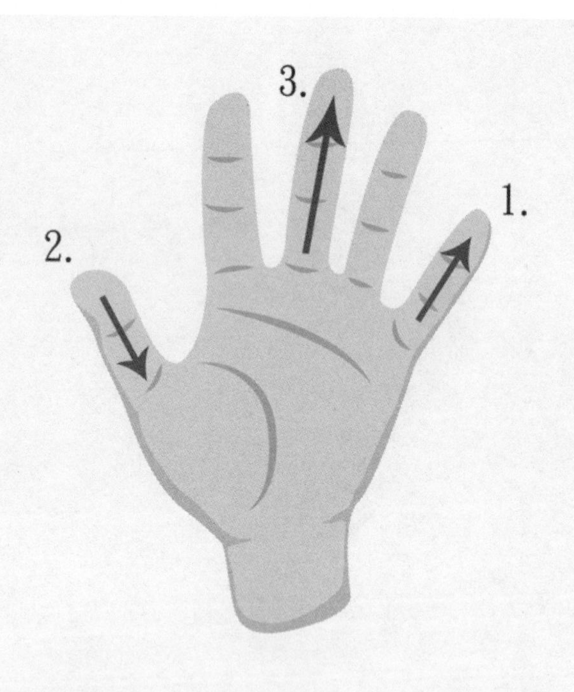

【氣虛無力，排便不順】

補腎：從小指第一節處，由指根往指尖方向直推，持續五分鐘。

補脾：從拇指第一節處，由指尖往指根方向直推，持續五分鐘。

清心：從中指第一節處，由指根往指尖方向直推，持續五分鐘。

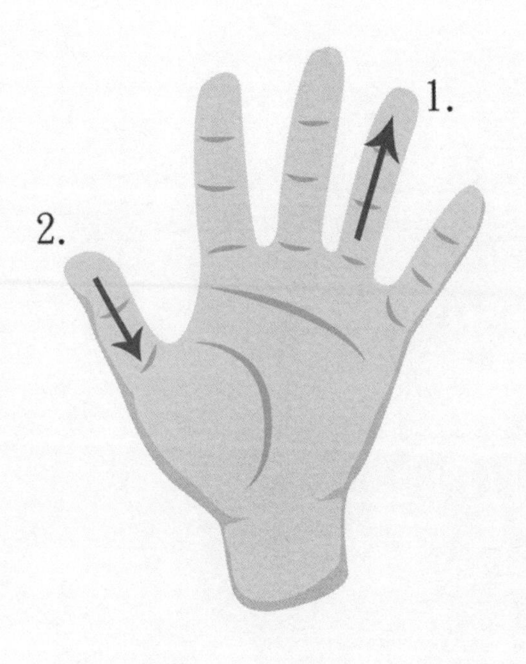

【清肺、補脾】

清肺：從無名指第一節處，由指根往指尖方向直推，持續五分鐘。

補脾：從拇指第一節處，由指尖往指根方向直推，持續五分鐘。

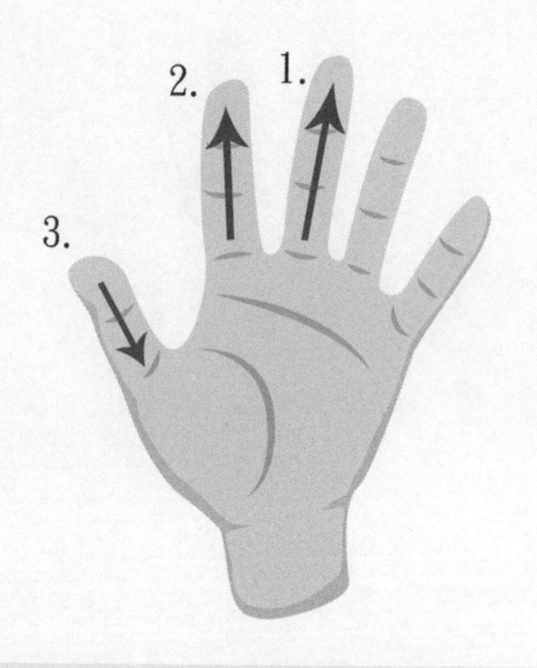

【頭昏眼光，二便不通】

清心：從中指第一節處，由指根往指尖方向直推，持續五分鐘。

清肝：從食指第一節處，由指根往指尖方向直推，持續五分鐘。

補脾：從拇指第一節處，由指尖往指根方向直推，持續五分鐘。

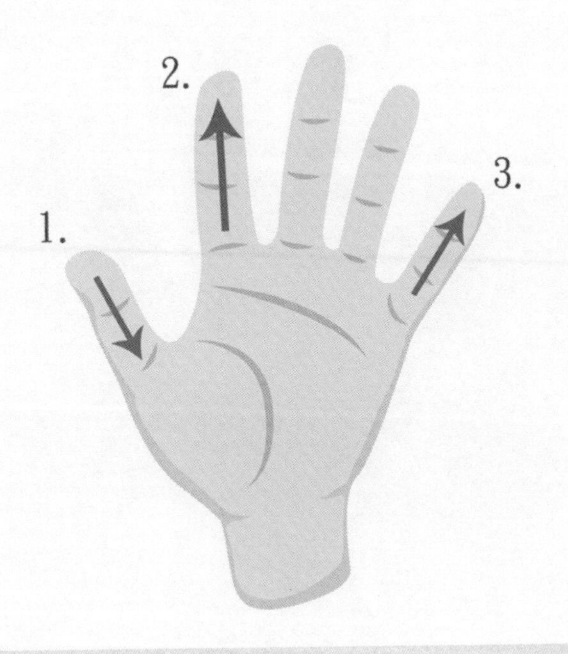

【反胃絞痛，臉色慘白】

補脾：從拇指第一節處，由指尖往指根方向直推，持續五分鐘。

清肝：從食指第一節處，由指根往指尖方向直推，持續五分鐘。

補腎：從小指第一節處，由指根往指尖方向直推，持續五分鐘。

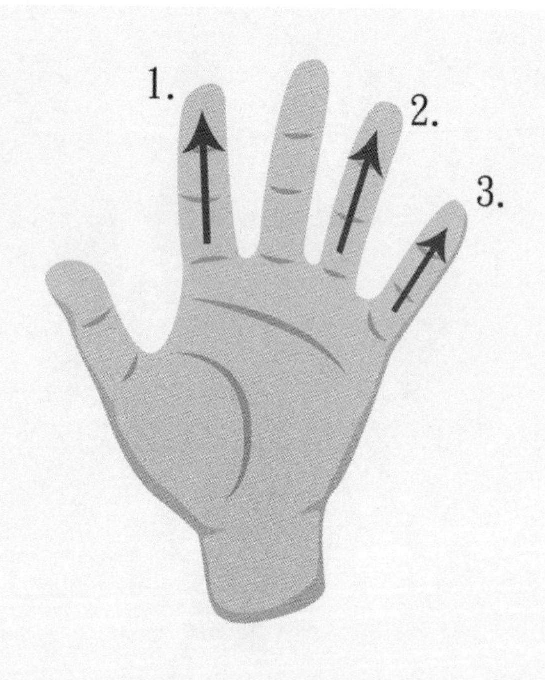

【痔瘡發作，坐立難安】

清肝：從食指第一節處，由指根往指尖方向直推，持續五分鐘。

清肺：從無名指第一節處，由指根往指尖方向直推，持續五分鐘。

補腎：從小指第一節處，由指根往指尖方向直推，持續五分鐘。

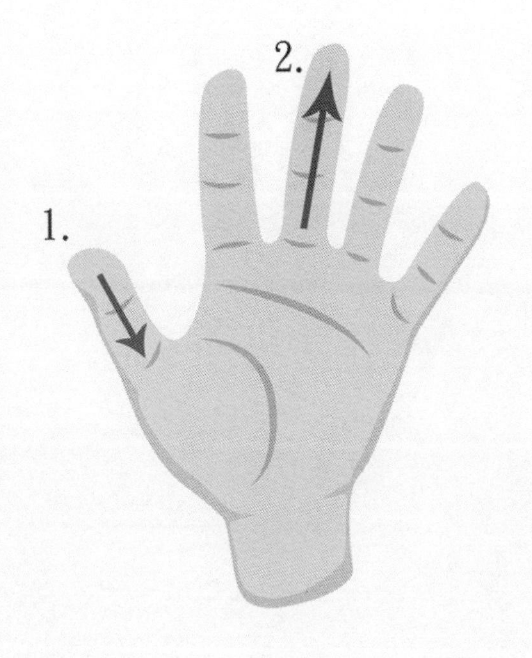

【上吐下瀉，噁心反胃】

補脾：從拇指第一節處，由指尖往指根方向直推，持續五分鐘。

清心：從中指第一節處，由指根往指尖方向直推，持續五分鐘。

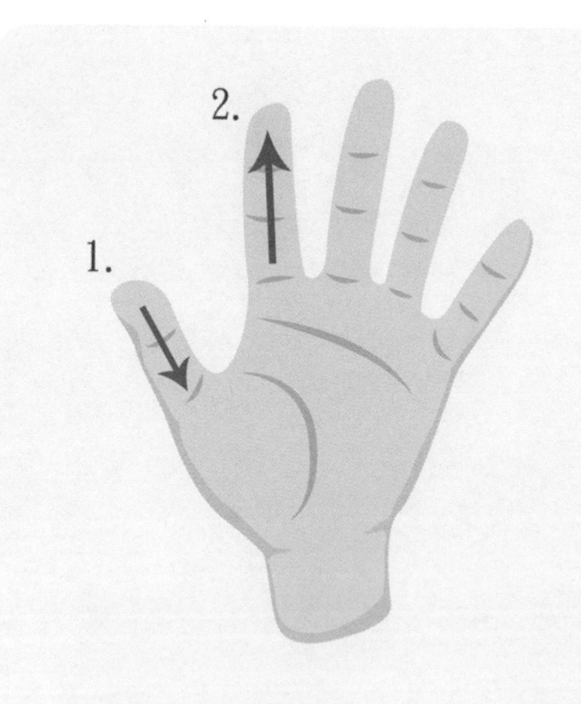

【動怒傷肝，反胃難安】

補脾：從拇指第一節處，由指尖往指根方向直推，持續五分鐘。

清肝：從食指第一節處，由指根往指尖方向直推，持續五分鐘。

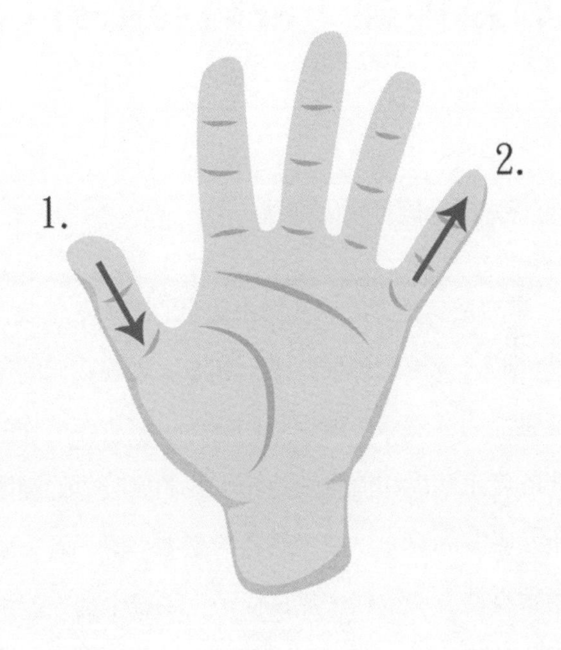

【筋疲力竭，隱隱作痛】

補脾：從拇指第一節處，由指尖往指根方向直推，持續五分鐘。

補腎：從小指第一節處，由指根往指尖方向直推，持續五分鐘。

3-4
放鬆神經，舒緩身心好自在

你知道什麼是壓力嗎？

壓力是一種對於未知與不確定的警覺。當我們處於壓力狀態時，交感神經便會受到刺激，增強我們的反應速度和活動能力。然而，現今我們處於一個資訊爆炸的時代，資訊的產生速度和流量遠遠超越我們能吸收的範圍，那些來不及吸收的資訊就成了潛在的壓力來源。過多的壓力容易導致身體無法放鬆，無法從消化系統中補充能量並修復受損的臟腑。

其實，決定壓力大小的並不是外在世界，而是我們的心境。在透過按摩減輕症狀之餘，最好自己也要嘗試去微調自己的心境。別讓成功的助力成為休息的阻力，從現在起開始動手放鬆自己的身體。

壓力指數測量表

一、評估項目

1. 最近是否經常感到緊張，覺得工作總是做不完？

2. 最近是否老是睡不好，常常失眠或睡眠品質不佳？

3. 最近是否經常有情緒低落、焦慮、煩躁的情況？

4. 最近是否經常忘東忘西、變得很健忘？

5. 最近是否經常覺得胃口不好？或胃口特別好？

6. 最近六個月內是否生病不只一次了？

7. 最近是否經常覺得很累，假日都在睡覺？

8. 最近是否經常覺得頭痛、腰痠背痛？

9. 最近是否經常意見和別人不同？

10. 最近是否注意力經常難以集中？

11. 最近是否經常覺得未來充滿不確定感？恐懼感？

12. 人說您最近氣色不太好嗎？

得分結果評量

< 4 分　壓力指數還在能負荷的範圍。
4~5 分　壓力雖能勉強應付，但必需認真學習壓力管理了。
6~8 分　壓力已造成困擾，建議去看看心理衛生專業人員。
> 9 分　壓力已很嚴重，請尋求精神專科醫師，讓生活恢復正常軌道。

參考資料：台北市政府衛生局

多夢易醒，心神不寧

對於大多數人來說，最困難的事往往是勉強不來的事，在放鬆休息這塊項目中也是如此。食慾不振還可以勉強自己吃個幾口，行動不便也可以勉強自己坐下躺下，但心神不寧時，要如何勉強自己拋下思緒好好睡覺呢？

多夢易醒、頭昏眼花、倦怠疲累、心神不寧……等症狀都代表著你的心臟和脾臟處於虛弱的狀態，可以利用手指健康操，先清心後補脾，排除多餘的思緒，活化被壓抑已久的脾臟。

如果是久坐於室，缺少運動的朋友，可以透過按柔手上的合谷穴改善氣血循環，減少氣血淤積的情形。每次持續三分鐘，身體自然輕鬆。

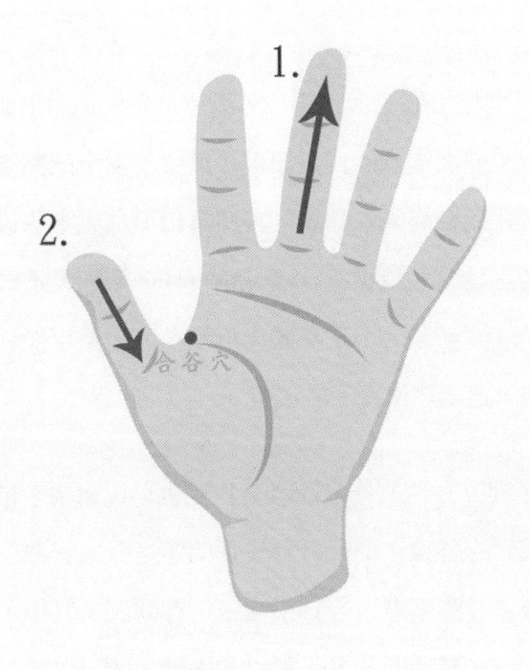

【清心補脾】

清心：從中指第一節處，由指根往指尖方向直推，持續五分鐘。

補脾：從拇指第一節處，由指尖往指根方向直推，持續五分鐘。

熬夜傷肝，輾轉難眠

除了情緒上的過度緊張外，熬夜也是失眠的主要因素之一。依照前面提過的作息原則，凌晨一點至三點走的是肝經，若在此時尚未入睡，則身體難以發揮原本的排毒功能，不僅容易導致精神不好與氣色不佳，還容易造成內分泌失調。時間一久，不止身體尚無法負荷，還可能會導致精神疾病，造成無法挽回的後果。

除了建立正確的作息觀念，我們也可以藉由手指健康操調理我們的肝臟。中醫針對失眠問題可分為肝鬱化火、痰熱內擾、心脾兩虛、心腎不交……等狀況。其中，最常見的調理方式為清肝。若失眠以久的話，還可以加個補脾的動作。

擁有好的睡眠品質不但能提高我們的工作效率，也能協助我們控制自己的情緒，保持良好的人際關係。接下來我們會依序介紹一些常見的失眠症狀，透過一圖一解的方式，排除睡眠上的各種疑難雜症。

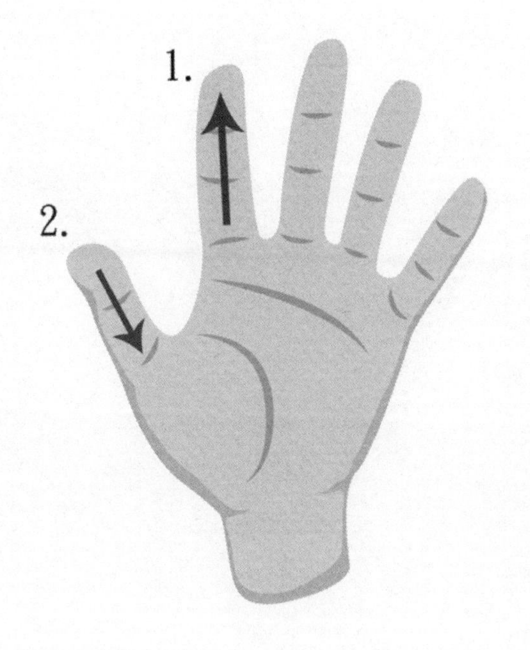

【清肝、補脾】

清肝：從食指第一節處，由指根往指尖方向直推，持續五分鐘。

補脾：從拇指第一節處，由指尖往指根方向直推，持續五分鐘。

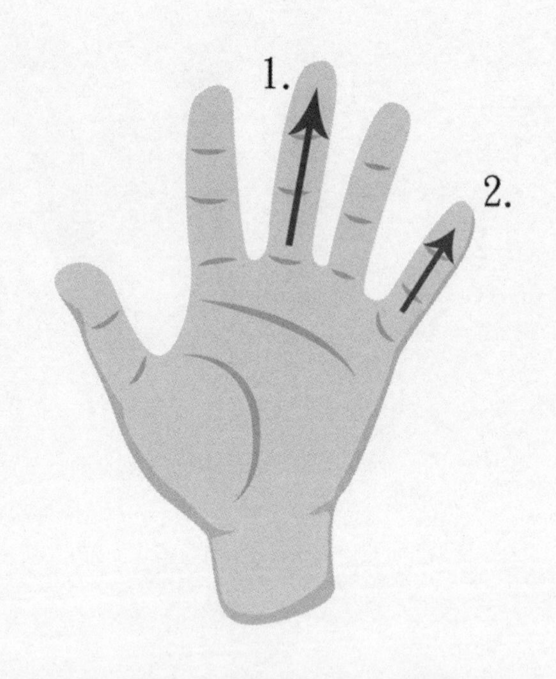

【頭昏耳鳴，口乾舌燥】

清心：從中指第一節處，由指根往指尖方向直推，持續五分鐘。

補腎：從小指第一節處，由指根往指尖方向直推，持續五分鐘。

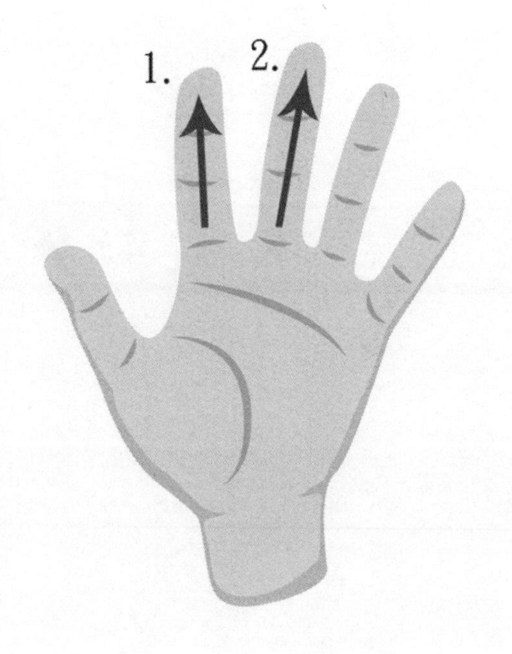

【風寒頭痛，頸背僵硬】

清肝：從食指第一節處，由指根往指尖方向直推，持續五分鐘。

清心：從中指第一節處，由指根往指尖方向直推，持續五分鐘。

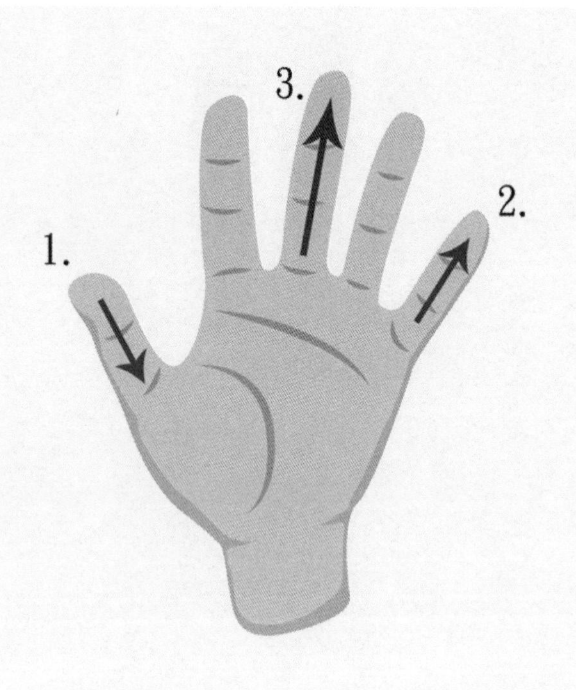

【急躁易怒，頭痛耳鳴】

補脾：從拇指第一節處，由指尖往指根方向直推，持續五分鐘。

補腎：從小指第一節處，由指根往指尖方向直推，持續五分鐘。

清心：從中指第一節處，由指根往指尖方向直推，持續五分鐘。

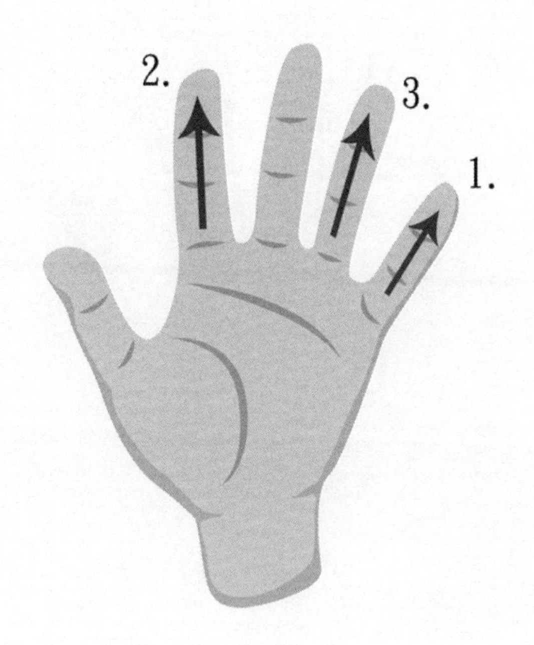

【耳鳴昏眩，腰膝痠軟】

補腎：從小指第一節處，由指根往指尖方向直推，持續五分鐘。

清肝：從食指第一節處，由指根往指尖方向直推，持續五分鐘。

清肺：從無名指第一節處，由指根往指尖方向直推，持續五分鐘。

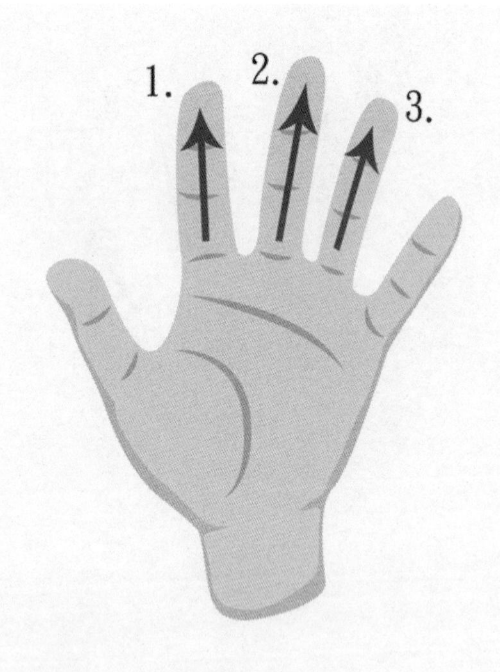

【胸悶腫脹，排泄不調】

清肝：從食指第一節處，由指根往指尖方向直推，持續五分鐘。

清心：從中指第一節處，由指根往指尖方向直推，持續五分鐘。

清肺：從無名指第一節處，由指根往指尖方向直推，持續五分鐘。

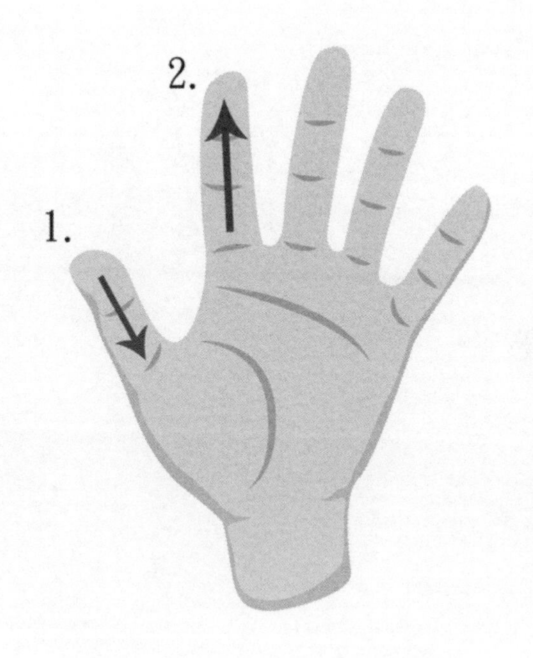

【風溼頭悶，四肢沉重】

補脾：從拇指第一節處，由指尖往指根方向直推，持續五分鐘。

清肝：從食指第一節處，由指根往指尖方向直推，持續五分鐘。

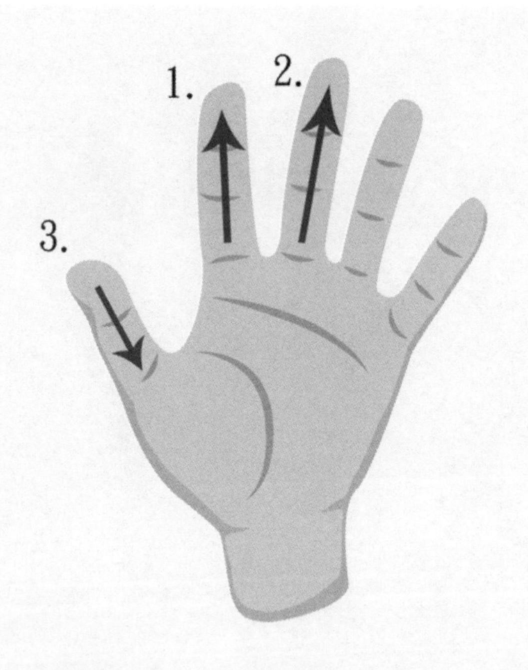

【喜怒無常，多疑猜忌】

清肝：從食指第一節處，由指根往指尖方向直推，持續五分鐘。

清心：從中指第一節處，由指根往指尖方向直推，持續五分鐘。

補脾：從拇指第一節處，由指尖往指根方向直推，持續五分鐘。

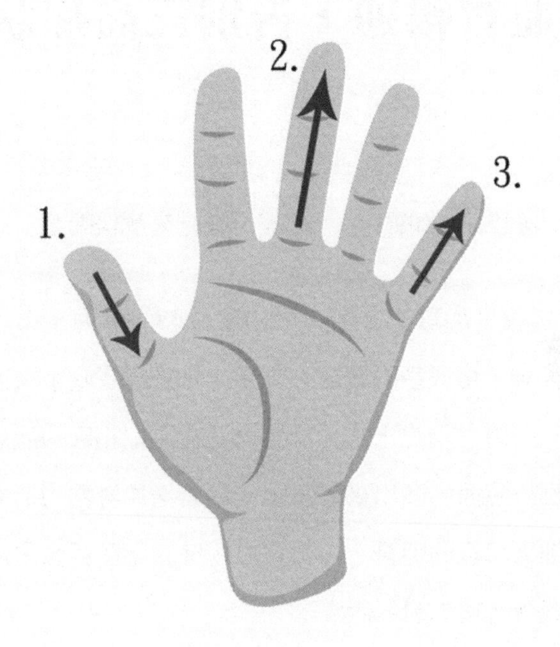

【失眠健忘，面無血色】

補脾：從拇指第一節處，由指尖往指根方向直推，持續五分鐘。

清心：從中指第一節處，由指根往指尖方向直推，持續五分鐘。

補腎：從小指第一節處，由指根往指尖方向直推，持續五分鐘。

3-5
血管暢通，告別三高症狀

「面對忙碌的生活，你總是靠吃來解決嗎？」

無論是加班的辛勞，面對案件時的壓力，專注時所需的提神，事成後的慶功，許多人總是靠「吃」來面對，彷彿只要將食物吃下去，身體自然會產生相應的能量供我們使用。然而，多出來的體重並沒有增加身體的活力，反而還埋下日後的隱憂，累積在血管壁的脂肪就像未爆彈一樣，威脅著宿主的生活。

三高最危險的症狀便是血管內沉積過多脂肪，導致血管管徑趨於狹窄，阻礙血液流動，輕則影響血液循環，四肢容易冰冷，重則造成阻塞，導致中風甚至是無法挽救的後果。除了痛定思痛，徹底改變自己原有的飲食習慣外，手指健康操也能幫助你改善血脂淤積的情形。

讓我們從現在開始動手，掃除埋藏在血管內的地雷！

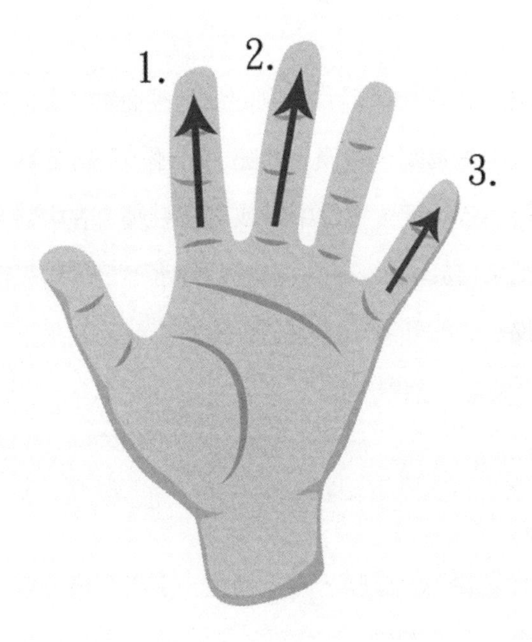

【清肝、清心、補腎】

清肝：從食指第一節處，由指根往指尖方向直推，持續五分鐘。

清心：從中指第一節處，由指根往指尖方向直推，持續五分鐘。

補腎：從小指第一節處，由指根往指尖方向直推，持續五分鐘。

高血壓，血壓高

在三高之中，最常聽到的就是高血壓。高血壓不但容易令人產生暈眩、頭痛、耳鳴、心悸……等症狀，還可能併發疾病或急症，導致中風或器官衰竭。在中醫辨證中，高血壓來自於心火、肝火過旺且腎水不足，需先消除心臟和肝臟多餘的邪氣，再補足腎臟的正氣，為以下三步驟：清肝、清心、補腎。

血管阻塞，腦部出血

你是否總是感嘆，當人到達一定年紀後，身旁總是有股「風」將年輕時一同打拼的朋友帶走呢？有些人總是說人老了後總會有些毛病，忍一忍便過去，誰知這些看似無關痛癢的「毛病」其實都是身體發出的警訊。

以中風而言，當血管開始阻塞的時候，總是會伴隨著身體局部有些麻麻的感覺，或是感到輕微的頭痛或暈眩。這些症狀和其他慢性病比起來或許不值得一提，但它們代表的潛在危險卻不容忽視。別讓一時的輕忽大意斷送未來的人生道路，快動起手來，為自己補充源源不絕的生命力。

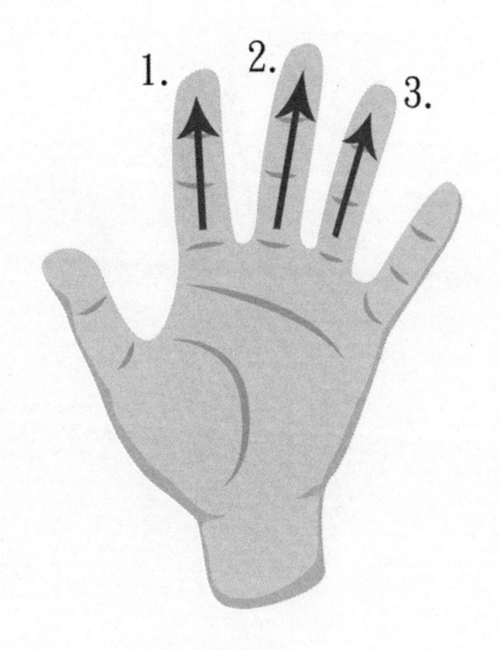

【陰虛風動：頭暈耳鳴、口歪眼斜】

清肝：從食指第一節處，由指根往指尖方向直推，持續五分鐘。

清心：從中指第一節處，由指根往指尖方向直推，持續五分鐘。

清肺：從無名指第一節處，由指根往指尖方向直推，持續五分鐘。

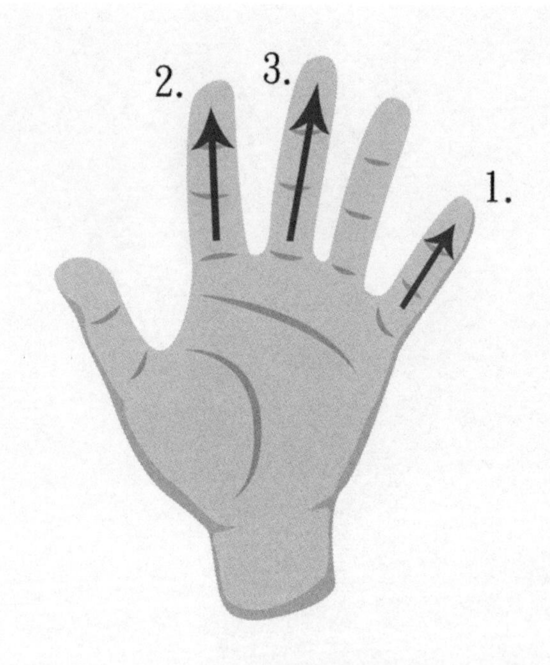

【痰火瘀閉：意識不清，舌苔黃膩】

補腎：從小指第一節處，由指根往指尖方向直推，持續五分鐘。

清肝：從食指第一節處，由指根往指尖方向直推，持續五分鐘。

清心：從中指第一節處，由指根往指尖方向直推，持續五分鐘。

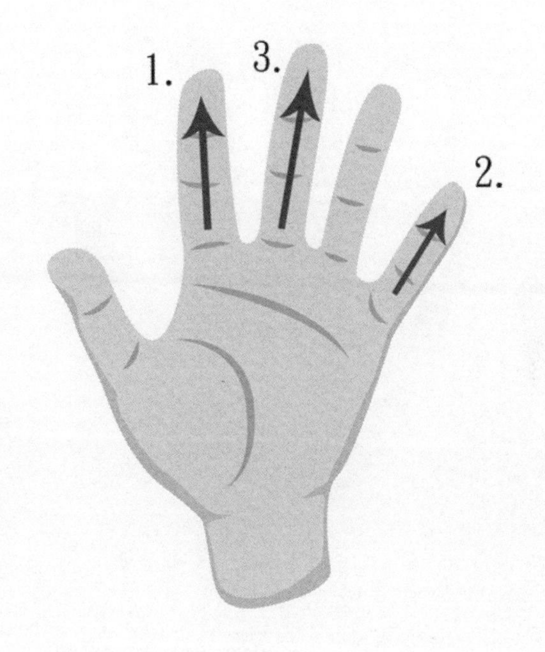

【肝胃虧虛：肢體僵硬、癱瘓痙攣】

清肝：從食指第一節處，由指根往指尖方向直推，持續五分鐘。

補腎：從小指第一節處，由指根往指尖方向直推，持續五分鐘。

清心：從中指第一節處，由指根往指尖方向直推，持續五分鐘。

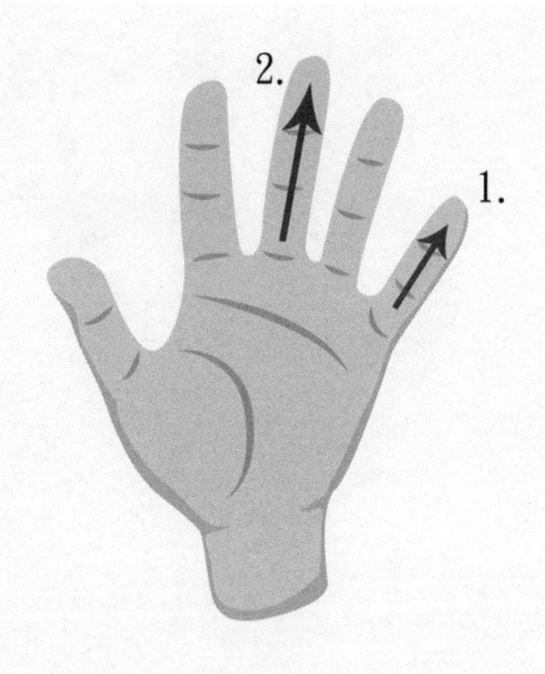

【腎經不足，手腳冰冷】

補腎：從小指第一節處，由指根往指尖方向直推，持續五分鐘。

清心：從中指第一節處，由指根往指尖方向直推，持續五分鐘。

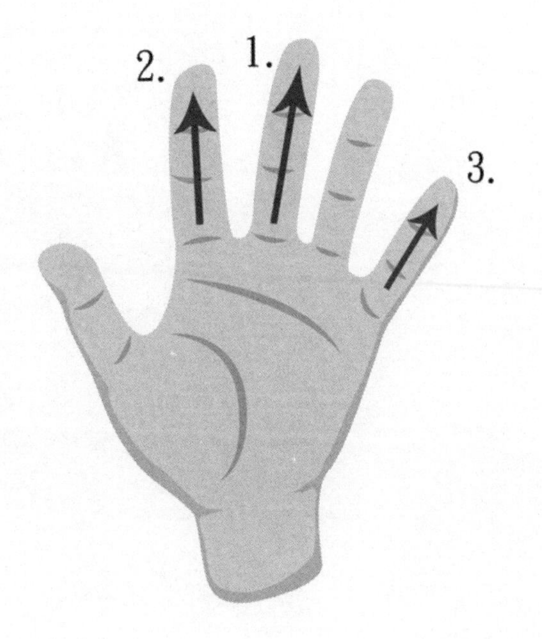

【焦慮不安，呼吸急促】

清心：從中指第一節處，由指根往指尖方向直推，持續五分鐘。

清肝：從食指第一節處，由指根往指尖方向直推，持續五分鐘。

補腎：從小指第一節處，由指根往指尖方向直推，持續五分鐘。

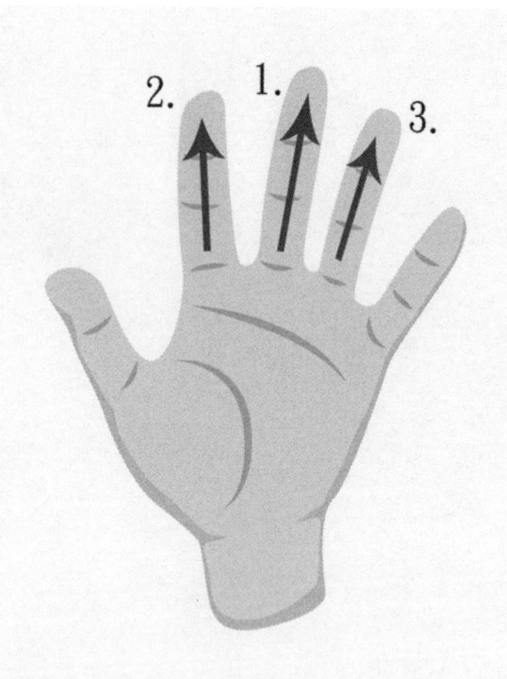

【腰酸盜汗，口乾舌紅】

清心：從中指第一節處，由指根往指尖方向直推，持續五分鐘。

清肝：從食指第一節處，由指根往指尖方向直推，持續五分鐘。

清肺：從無名指第一節處，由指根往指尖方向直推，持續五分鐘。

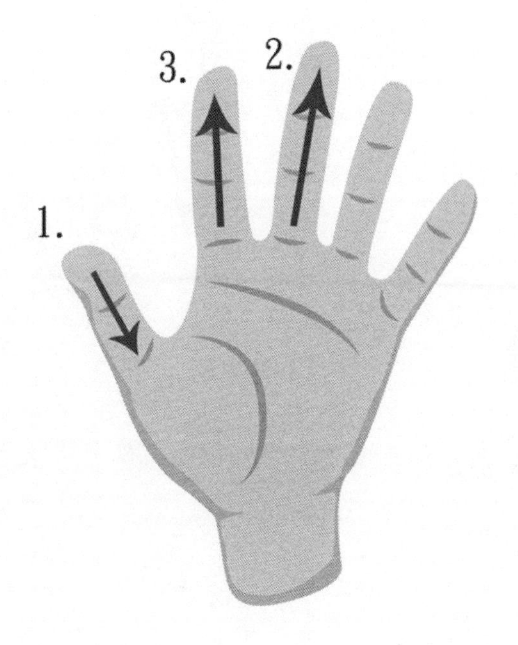

【氣血虧虛，精神恍惚】

補脾：從拇指第一節處，由指尖往指根方向直推，持續五分鐘。

清心：從中指第一節處，由指根往指尖方向直推，持續五分鐘。

清肝：從食指第一節處，由指根往指尖方向直推，持續五分鐘。

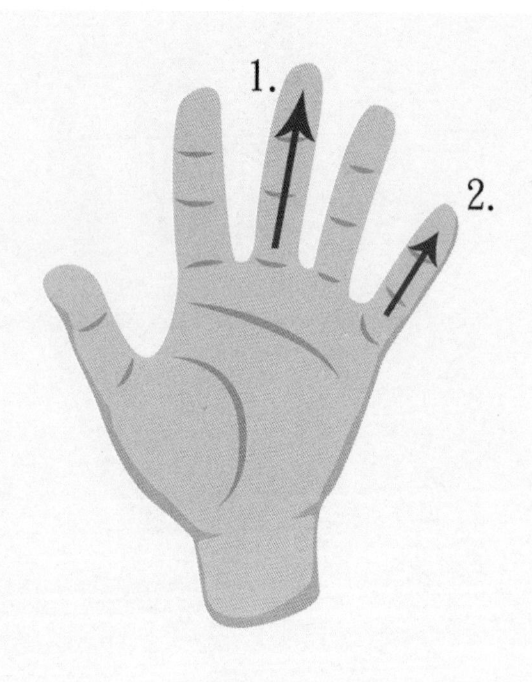

【心血瘀阻，劇烈絞痛】

清心：從中指第一節處，由指根往指尖方向直推，持續五分鐘。

補腎：從小指第一節處，由指根往指尖方向直推，持續五分鐘。

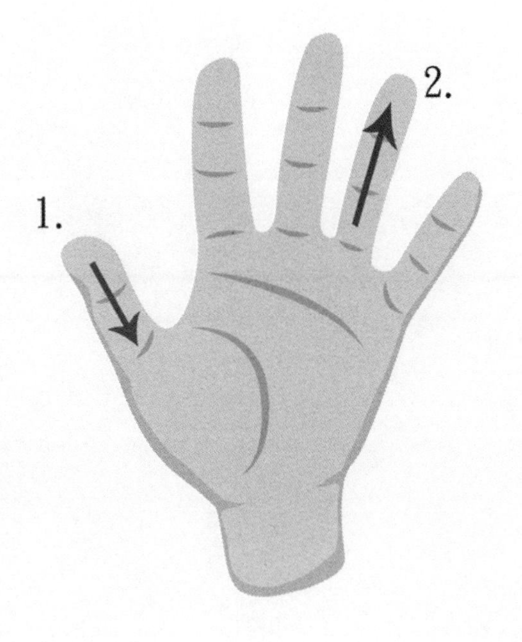

【胸悶微痛，疲倦無力】

補脾：從拇指第一節處，由指尖往指根方向直推，持續五分鐘。

清肺：從無名指第一節處，由指根往指尖方向直推，持續五分鐘。

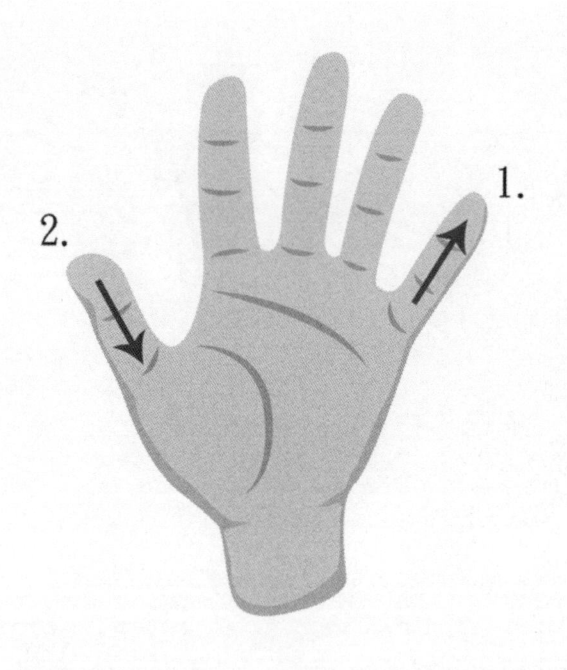

【面浮身腫，四肢冰冷】

補腎：從小指第一節處，由指根往指尖方向直推，持續五分鐘。

補脾：從拇指第一節處，由指尖往指根方向直推，持續五分鐘。

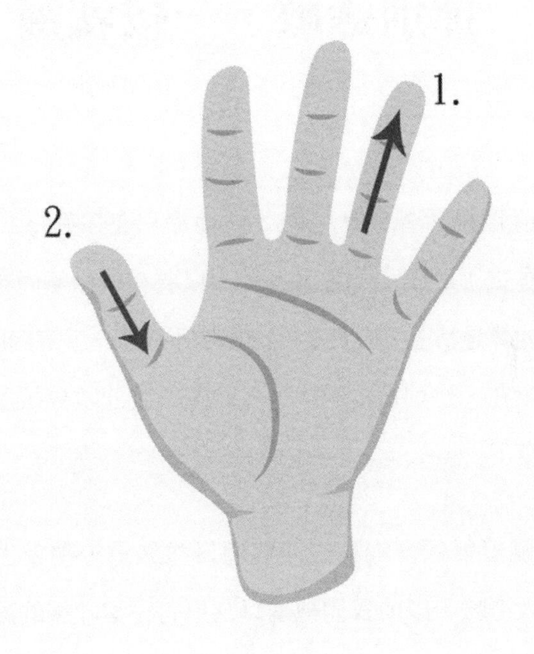

【局部大汗，渾身酸痛】

清肺：從無名指第一節處，由指根往指尖方向直推，持續五分鐘。

補脾：從拇指第一節處，由指尖往指根方向直推，持續五分鐘。

3-6

揮別過敏，一按就靈

什麼是活著？僧人常云：「生命只在呼吸間。」確實，若被奪去了四肢，剝奪了五感，只要有一口氣尚在，人還勉強能算是活著。但若這一口氣喘不過來，就算四肢健全，五感俱在，恐怕還是過不了鬼門關，就連吭聲抗議的機會也沒有了。

隨著氣候變遷和空汙問題日益嚴重，呼吸也成了一項重大考驗。以前我們總是以為只有吞雲吐霧的癮君子，以及與油煙共舞的家庭主婦會有肺部方面的疾病，但是在 PM2.5 肆虐的當下，每一個人都會面臨感染支氣管疾病的危機。

除了平時身體的健康和做好各項防護措施外，一套實用的手指健康操也能幫助你呼吸順暢，遠離支氣管疾病，讓呼吸也能和溜滑梯一樣，一路順暢。

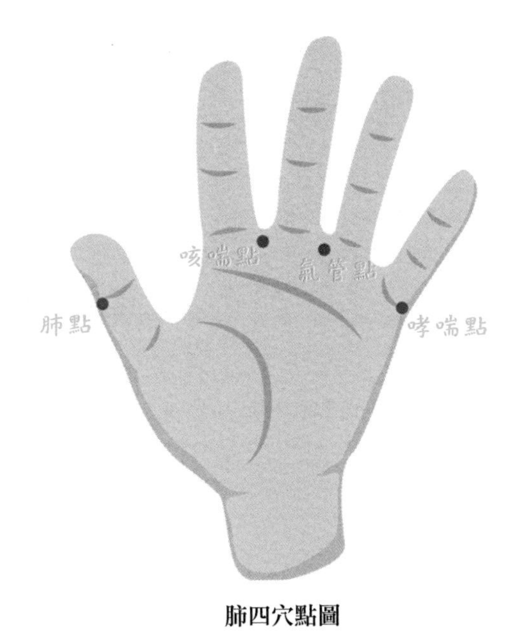

肺四穴點圖

調養支氣管

咳嗽、氣喘都是呼吸系統在受到外來刺激時的常見反應，這些反應能協助我們排除吸入體內的懸浮粒子，保持支氣管的通順。但當這些反應過度時，則會造成支氣管發炎，反而影響到正常呼吸的進行。這時可以嘗試按壓手上的肺四穴：肺點、咳喘點、氣管點、哮喘點，每日壓揉三至五分鐘，即可改善狀況。

整治鼻發炎

除了支氣管外，鼻子也與我們的呼吸息息相關。打噴嚏、流鼻水常使得鼻子發炎，不只導致呼吸不順，還會影響集中力和記憶力。這時各花個五分鐘按壓手上的前頭點和合谷穴，便能改善鼻子發炎的狀況。

不過，以上種種症狀主要還是因為免疫系統的不良，若要徹底根治還是要從生活作息開始做起。若只是治標不治本，總有一天依然還是會犯毛病。

接下來我們會依幾項常見的呼吸症狀做為範例，一圖一解，讓你再忙也能及時反應。

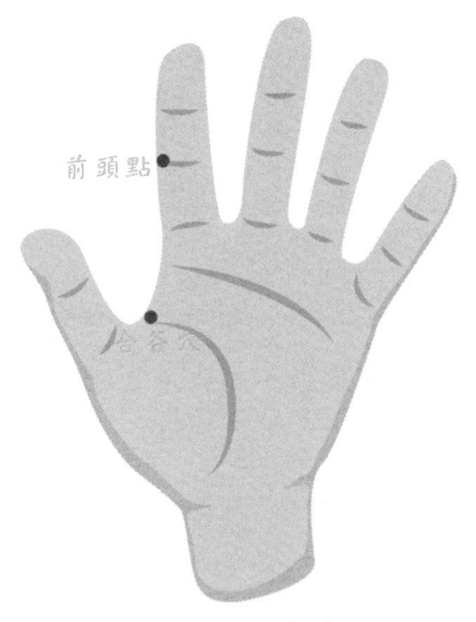

前點頭與合谷穴圖

豐學堂小知識

飲食上，雪梨、蜂蜜、山藥、白目耳、蘿蔔…等都是不可多得的潤肺食物，尤其雪梨又是同時具備容易購得與方便處理的優點的養生水果。

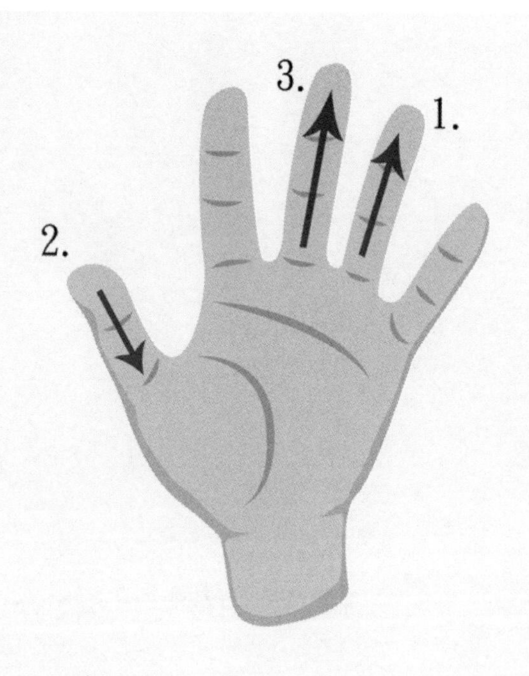

【感冒咳嗽】

清肺：從無名指第一節處，由指根往指尖方向直推，持續五分鐘。

補脾：從拇指第一節處，由指尖往指根方向直推，持續五分鐘。

清心：從中指第一節處，由指根往指尖方向直推，持續五分鐘。

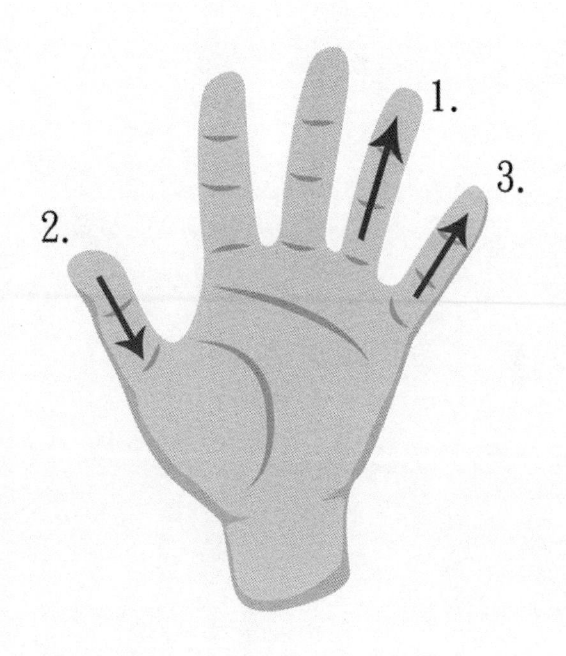

【皮膚乾癢】

清肺：從無名指第一節處，由指根往指尖方向直推，持續五分鐘。

補脾：從拇指第一節處，由指尖往指根方向直推，持續五分鐘。

補腎：從小指第一節處，由指根往指尖方向直推，持續五分鐘。

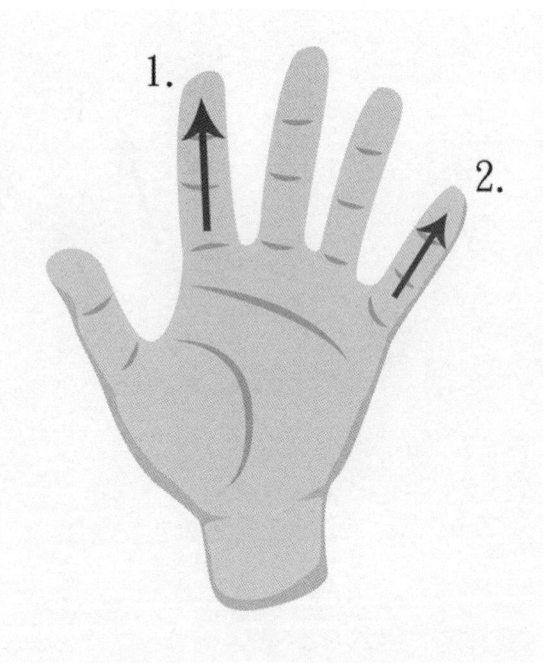

【異位性皮膚炎】

清肝：從食指第一節處，由指根往指尖方向直推，持續五分鐘。

補腎：從小指第一節處，由指根往指尖方向直推，持續五分鐘。

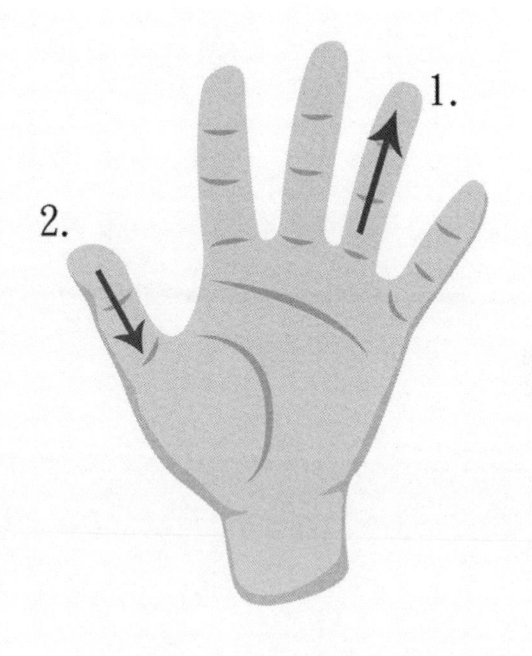

【蕁麻疹】

清肺：從無名指第一節處，由指根往指尖方向直推，持續五分鐘。

補脾：從拇指第一節處，由指尖往指根方向直推，持續五分鐘。

第四堂 耳穴按摩 醫美級保養

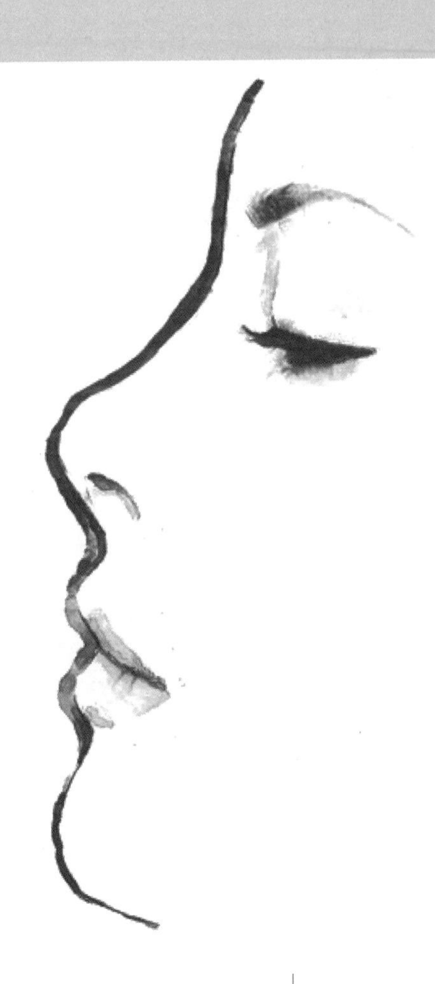

4-1

耳部穴道大解密，怎麼按怎麼美！

小小一對耳朵，除了平時拿來掛眼鏡、掛耳機、掛耳飾外，你有想過耳朵上也有穴道嗎？在這塊小小的面積上，其實密佈著全身十二經脈的穴道，不只反應著全身經絡的健康情形，我們還能透過按壓這些穴位進行經絡調整，改善身體的健康。

相信許多人對於針灸療法並不陌生，但其實除了以針灸刺激穴道外，相同原理的耳穴按壓法也能到達類似效果。比起針灸，耳穴按壓法不僅沒有入侵性與傷害性，自己在家更可以隨心所欲地進行，現在就讓我們來認識耳朵上的常見穴道吧！

在我們的耳朵上，有著反應全身臟器與經絡的反射區，就像腳底按摩一樣，當身體的經絡阻塞，氣血瘀積而導致臟器發炎時，只要按壓對應的穴道，就會感到刺痛，

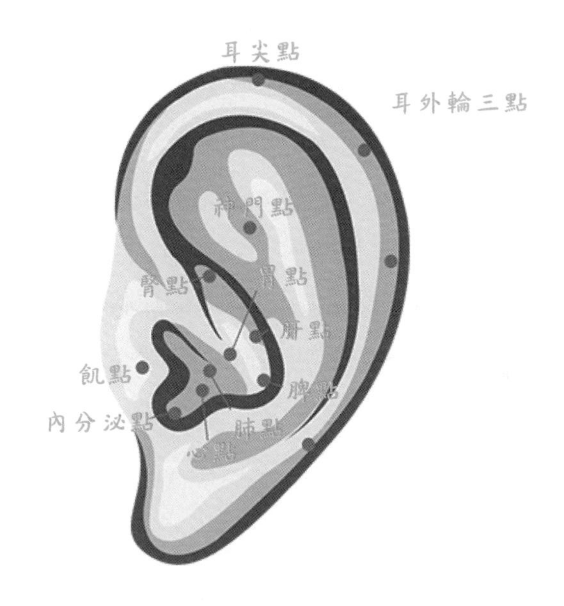

常用耳穴點圖

提醒著我們身體的哪一個部位出了狀況。

當身體裡的臟器發炎時，我們可以藉由按壓對應耳穴，引發刺激，舒緩氣血瘀積的情形，減少經絡的阻塞，進而改善臟器的發炎狀況以達到療癒之效。平時亦可藉由耳穴按壓保持經絡的通暢，獲得保健的效果。

很多人一聽到「找穴位」，腦袋便會浮現一張張複雜的人體穴位圖，認為自己一定看不懂，認為唯有專業中醫師或民俗療法業者才有能力解讀。其實，找穴位一點都不難，只要用心感受，多試幾次，就能夠抓到訣竅！

接下來我們依據生活中常見的症狀，點出該症狀下所需按壓的穴道。讓我們告別密密麻麻的穴位圖，迎接一症一圖，一看就懂，一點就通，保證輕鬆上手！

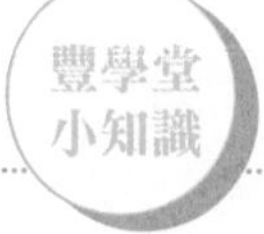

耳朵上其實佈滿了連結全身十二經脈的穴道，不只反應身體各部位的情況，我們還能利用這些穴道改善身體的狀況。

除了按壓耳穴外，也可將耳豆〈王不留行籽〉貼於耳穴，增加身體內的一氧化氮，以降低體內自由基的形成量。

4-2
由內而外，肌膚也回春

指尖劃過臉頰時，感受到的是平滑富有彈性的肌膚，還是凹凹凸凸的越野山路呢？臉是人對人的第一印象，一張氣色不佳，膚況不優的臉蛋不但會影響別人的態度，還會降低自信心，導致日常生活的不順遂。

其實，不只是內在美需要靠內在，外在美也需要靠內在調理，上述問題來自於皮膚細胞的老化速度過快，而細胞的老化速度又與自由基相關。自由基是人體細胞老化的主要因素，外在使皮膚失去光澤彈性，內在導致心血管老化，阻塞硬化，增加罹患心血管疾病、免疫系統失調的風險，甚至可能引發癌症！

藉由按壓腎點穴與肺點穴，我們可以增加身體的代謝速度，將體內過多的自由基排出，進而減少細胞老化的速度。讓我們帶著輕鬆的心情，告別每個月沉重的化妝品支出，動手讓肌膚由內而外，回歸自然的美麗。

俗話說：「治標不治本」，若想減少自由基的過度形成，還是需要從日常的生活習慣下手。我們都知道美麗的肌膚來自健康的生活作息，除了早起早睡外，亦可多攝取抗氧化食物（如酪梨、菠菜、海藻……等）以減少體內自由基的形成。

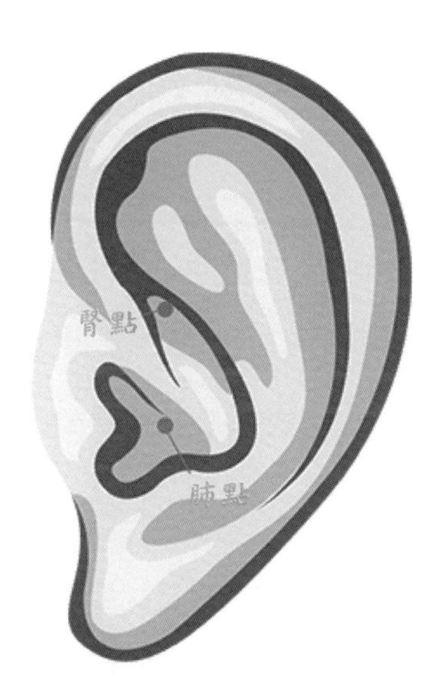

肌膚回春耳穴點圖

4-3
青春搖擺，擺脫肥胖憂愁

肥胖，是許多現代人必須面對的問題，在長工時、高壓力的多重因素下，高熱量食物似乎成了上班族對抗壓力的救星。咖啡和甜食往往就成了許多上班族處理繁忙業務的必備利器，而大吃大喝犒賞自己則是消除壓力最速成的途徑。

然而，這些堆積在身體的熱量帶來的既非成就感，也不是幸福，而是揮之不去的夢魘。肥胖，不僅會影響他人的態度，自我的自信，甚至是在升遷或洽談過程中，被上司或客戶選上的機會。

其實減肥並不難，難的只是採用正確的方法和踏出第一步的勇氣。告別肥胖，從節制飲食開始。用餐前，先花個三到五分鐘按壓胃點穴、脾點穴和內分泌點穴，抑制腸胃的蠕動以降低食慾，進而達到節食目的。除此以外，我們也可以盡可能地挑選一些低糖低脂的低熱量食物，和一

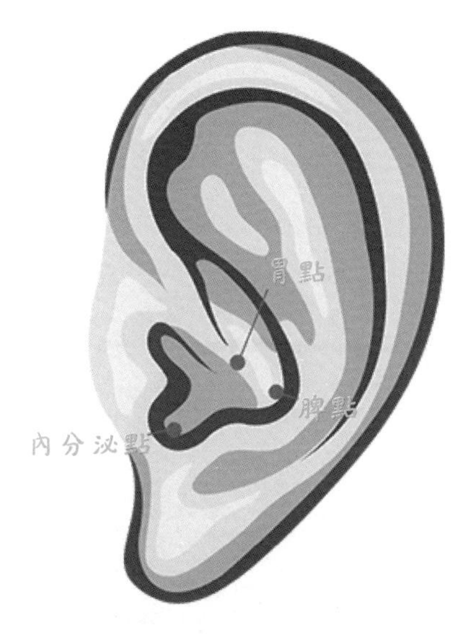

節制飲食耳穴點圖

些高纖維食物來搭配我們的瘦身計畫。

在抑制體重繼續攀升後，接下來總算要來到重頭戲。找出體內的肝點穴、脾點穴、神門點穴、內分泌點穴、飢點穴位，三不五時就隨手按壓五分鐘，一天五到八次，一次次打通身體經絡，增加體內代謝速度。隨著多餘的脂肪、膽固醇排出身體，不只身體輕了，活動順了，走起路來更有自信，再也不用擔心臃腫的身材無法容納下喜歡的衣服。給自己一個機會，從今天開始脫離代謝症後群！

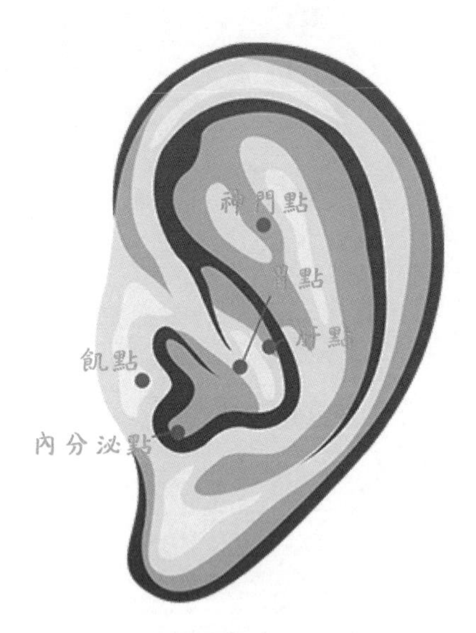

增進代謝耳穴點圖

豐學堂小知識

腸胃在分解吃進體內的食物時，會需要許多種酵素酶的協助，其中一部分的酵素酶無法由體內產生，必須藉由從食物中攝取獲得。飲食多樣化不但能維持營養的均衡，還可確保自己有補充到每一種需要的酵素酶。

4-4

清神氣爽，頭痛不再來

頭痛的成因有很多，對於常常在冷氣房的上班除來說，頭痛像是職場人人必有的症狀，無論工作上做了多少萬全準備，只要一痛起來，就會影響到原本的好心情，甚至影響工作效率。接下來讓我們一起來趕走這隻惱人精，不讓頭痛再度擾亂我們的工作效率。

多數人感到頭痛的原因來自於血管的急速收縮和擴張，進而影響到血液的循環，導致有害物質的堆積。除了準備毛巾和額外衣物以減少溫差刺激外，我們也可以從肝點穴和耳尖穴下手。按壓肝點穴可以活化肝臟，刺激血液的排毒功能，按壓耳尖點穴則能活絡膽經，增加體內代謝速度。

挑除頭痛從日常下手，通勤工作的朋友們不妨利用通勤的等待時間按壓幾次，疏通體內循環，在家工作的朋友們則可以訂一小段時間來按壓耳穴，提升自己的工作效率。內外雙管齊下，讓頭痛不再成為工作上的絆腳石。讓我們一起告別頭痛，輕輕鬆鬆完成每日工作！

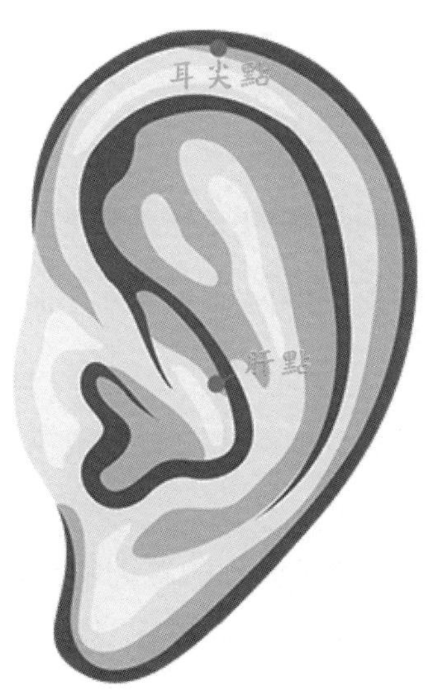

除去頭痛耳點穴圖

豐學堂小知識

除了保持乾燥外，冷熱敷也是舒緩體內循環的好辦法。當頭痛發熱時，可以選擇冷敷於額頭以幫助身體降溫；若是因寒冷導致神經受到壓播而頭痛，則熱敷於肩頸，改善頭部的血液循環。

4-5

活絡穴道，美姿重現

還記得小時候玩過的「一二三，木頭人」嗎？進了社會後難免會碰上長時間工作，當你正專注於繁忙的業務時，身體已經悄悄地開始跟你玩起小時候的遊戲。當你突然起身或改變姿勢時，「喀！」一聲，身體就像木頭人般，動也不動。

還在讓怪姿勢削減你的魅力嗎？想讓身體不再那麼「僵硬」嗎？其實平常只要注意一些小細節，身體便會乖乖的讓你牽著走。身體就像小孩子一樣，需要你不時的關懷，定時的招呼。只要給身體一點小空間，每半個小時稍微改變一下姿勢，減少神經的壓迫，肌肉自然也不會過度緊縮。

變換姿勢之外，也可以藉由按壓外耳輪的三點穴，調理膀胱經來改善痠痛的症狀。膀胱經是人體的排毒通道，不僅可以改善體內的氣血瘀積，也可以排除人體所不需要的廢棄物。若感覺自己身體卡卡的，行動不如預期順暢的話，也可以嘗試按壓幾下，說不定會有意想不到的收穫。

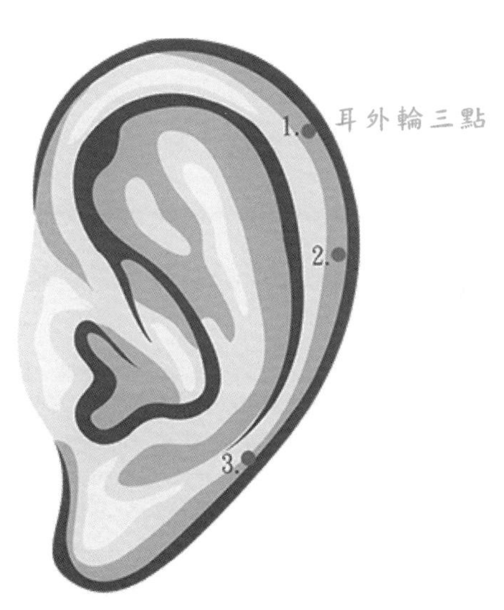

活絡筋骨耳穴點圖

豐學堂小知識

《黃帝內經》中提到：「氣在頭者，止之於腦」，百會穴的位置就在頭頂正中線與兩耳尖連線的交點，是五臟六腑奇精三陽百脈的交會點。每天早晚各敲十五分鐘，可以有效放鬆精神，排除雜緒。

4-6
對抗空污，呼吸好自在

是否有時會覺得自己氣色不佳，精神不好呢？感覺自己需要一大口深呼吸，但在當今充滿懸浮微粒的的環境下，就算戴上號稱醫療級口罩，還是難以感到百分之百的安心。

在這個肺癌不獨屬於菸癮者的年代，除了出門配戴口罩，到家立即換衣，使用空氣清淨機，保持室內乾爽……等等防護措施之外，學會如何照顧好自己的呼吸系統也十分重要。

回到家後，花點時間朝肺點穴按壓幾下。按壓肺點穴不僅可以活化肺部功能，增強肺活量，還可以將一天下來累積在肺部內的懸浮微粒吐出，減少咳嗽情形。按壓心點穴則能強化心臟功能，促進血液循環，讓從肺部吸入的新鮮空氣可以更順暢地傳遞到身體的每一處。

呼吸順了，皮膚自然滋潤，就算天氣再壞，也無法擋住活力滿滿的好氣色。

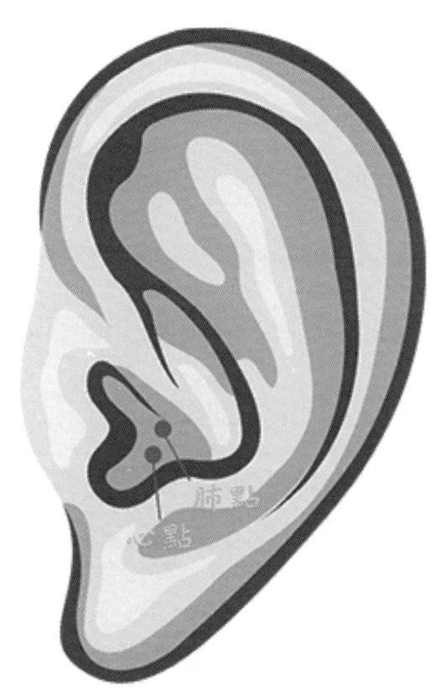

呼吸順暢耳點穴圖

豐學堂小知識

飲食方面，攝取胡蘿蔔、南瓜、木瓜……等富含胡蘿蔔素的食物與白蘿蔔、花椰菜、高麗菜…等十字花科蔬菜也可以提升呼吸道抵抗力，減少罹患肺癌的機率。

有氧運動的確有助於增加肺活量，但務必注意進行時的環境，以免因此吸入更多有害於身體的物質。

4-7
舒緩腸胃，交際不困擾

「喝咖啡，吃甜食⋯⋯」相信許多人對於這樣的廣告並不陌生，但當類似的情況發生在自己身上時，恐怕難以一笑置之。的確，現在人生活步調緊湊，當交際應酬也成了工作的一部分時，腸胃疾病也成了一種職業傷害。

那麼，該如何避免自己成為下一位受害者？

除了放慢吃飯節奏，避免攝取高油脂、高糖份、重口味的食物與過量的菸酒外，我們還可以從按壓耳穴下手。

按壓肝點穴可以增加肝臟分解酒精的速度，減少肝臟壓迫到胃的機率；按壓脾點穴則可以增加腸胃的消化速度，減少食物在消化過程中所帶來的負擔。只要把握好這兩個點，下次再和朋友或客戶約吃飯時，不必再擔心今日下肚的食物成為明日的負擔。維持按壓耳穴的習慣，再多次的續攤也只是一碟小菜。

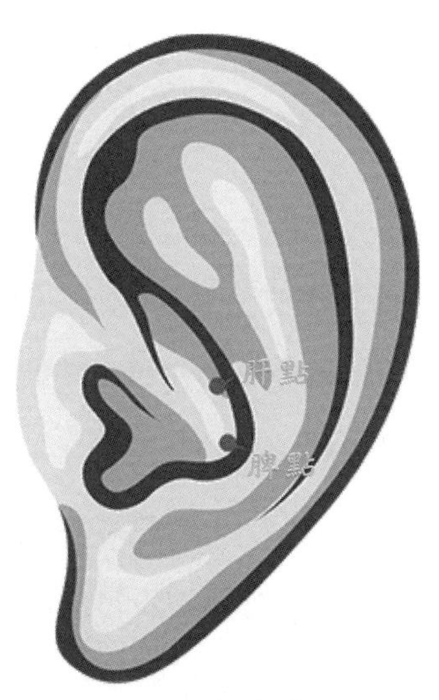

舒緩腸胃耳穴點圖

豐學堂小知識

很多人以為只攝取蔬菜水果便能改善腸胃問題，但大量人體無法消化的纖維質反而容易導致脹氣與胃酸逆流。用餐時，請務必攝取適量的五穀與蛋白質，這些食物能夠中和胃酸，幫助消化，讓腸胃能夠正常蠕動。

和身體的調理相比，心情的調適也十分重要。人在處於緊張或亢奮狀態時，體內會分泌出腎上腺素，在加速肢體反應的同時也會減緩腸胃蠕動的速度。

4-8
神采飛揚，告別低血壓

你是否總是覺得自己身上似乎有個無形的包袱，不僅早上起床容易頭暈無力，做起事來也難以提起幹勁，天尚未黑便覺得自己已經精疲力盡，昏昏欲睡嗎？不管睡的再多，吃的再好，總是有股倦怠感糾纏著身體，久久不散去。或許，低血壓正是你所遭遇到的問題。

低血壓就像是條水蛭，吸取著身體的活力。當冬天來臨時，低血壓更宛如冬將軍般，讓你手腳冰冷，四肢無力，就算添了再多衣物，喝下再多熱水，總是無法將你的努力傳遞過去。

對付低血壓需要靠三高：高鹽、高蛋白、高熱量。平日多喝鹽水、咖啡、杏仁牛奶有助於血壓的提升，適當的運動也能增加血管的彈性，幫助血液的流動。另外，找出心點穴和脾點穴，以按壓活化心臟和脾臟，可以有效增加血液流動的速度，提升血壓，降低頭暈的頻率，減少身體的疲勞感。

別讓低血壓拉低了你的生活情趣，提升幸福指數就從提升血壓開始！

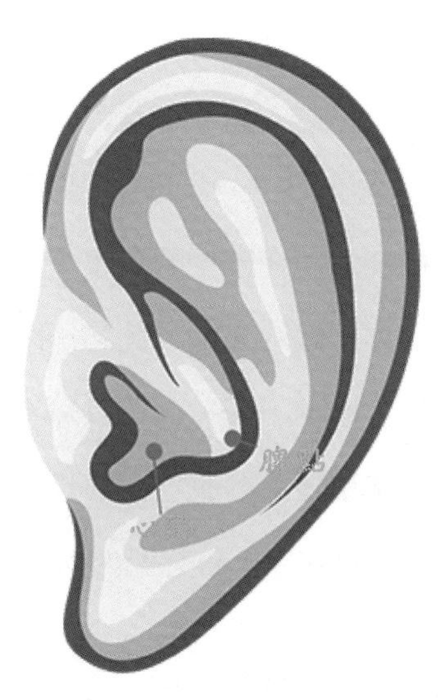

提升血壓耳穴點圖

豐學堂小知識

低血壓患者的飲食方針與高血壓患者相反，但仍應注意飲食上的節制，以免血壓衝過頭，還引申出其他問題。

4-9

緩和情緒，消除熊貓眼

在夜深人靜的床上，迎接而來的並不是夢鄉，卻是腦海中的思緒交雜；在繁忙的清早上，全身上下都在努力打拼，唯獨徹夜狂歡的大腦，此時卻陷入了無法使喚的呆滯狀態。若只是精神不好，還可以靠意志力勉強硬撐，但眼窩上的黑眼圈和黯淡的肌色卻都是化妝品難以粉飾的疤痕。備受失眠困擾的你，有想過如何和大腦好好溝通嗎？

我們的大腦就像是慢郎中，需要時間暖身，也需要時間放鬆。讓我們放下平時講求效率的個性，放下手邊的雜務，沉澱思緒，在睡前的半小時靜下心來和大腦好好地聊一聊。

在排除情緒刺激之餘，花點時間按壓肝穴和心穴，消消經絡壓力，平衡氣血循環，在身心皆達到為舒適的狀態下和大腦達成和解，不把疲勞帶到隔天。

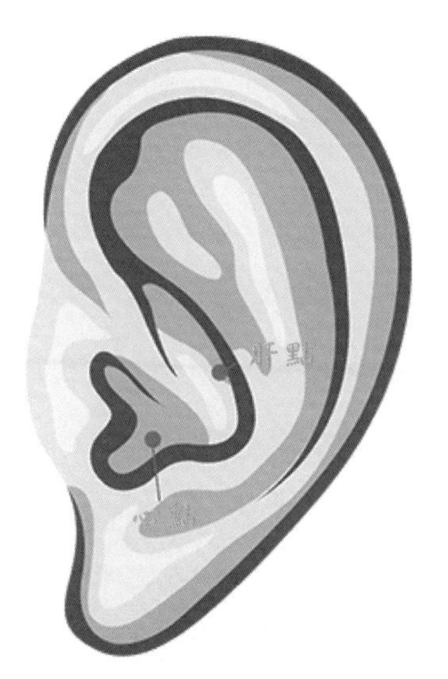

夜夜好眠耳穴點圖

豐學堂小知識

睡眠時間不夠又有失眠問題的朋友，可以嘗試把上床時間往後延半個小時，並用空出的半小時來進行睡前放鬆。雖然躺床時間因此減少，但實際睡眠時間則會增加許多。

4-10
青春洋溢，生理痛掰掰

工作要打拼，玩樂要盡興，但對於追求生活多采多姿的女性朋友來說，卻在每個月都有一段期間有狀況。每當生理期來襲，不僅會搞得身體吃不消，還會吃掉工作績效，甚至對寶貴的假期伸出魔爪，一想到這，便覺得好心痛。

生理期是女性特有的代謝機制，除了生育功能外，女性朋友也可以趁這段時間調整自己的體質，改善身體的不適現象。同時，經痛亦是種來自身體的警訊，告訴身體的主人有哪些地方該注意。

面對生理期有三招：腎點穴、肝點穴、脾點穴。按壓腎點穴可以活絡泌尿和生殖系統，減輕子宮造血負擔；按壓肝點穴則能增強身體的代謝，順利排除殘留經血；按壓脾點穴則能促進血液循環，增進臉部氣色。

只要掌握好以上三點穴，就能順利收服生理期怪物，讓每一次的生理期不再是痛苦的打擊，而是延年益壽，幫助自己變得更美、更有活力的淨化小幫手。

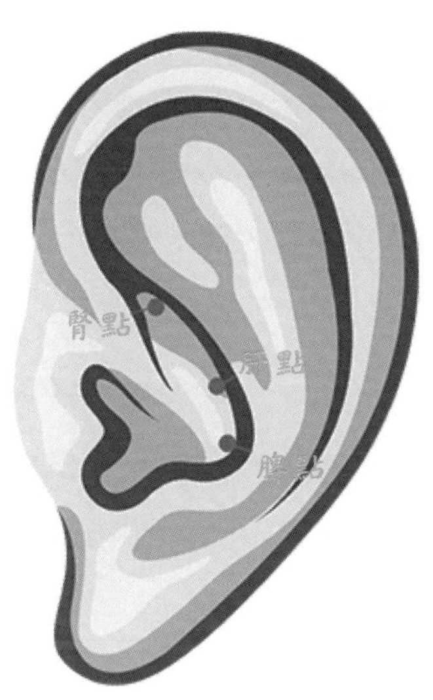

生理調和耳點穴圖

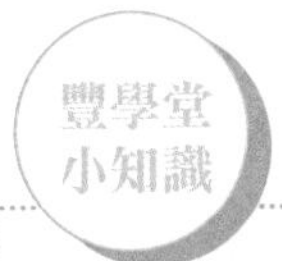

生理期間，保持身體暖和是一件很重要的事。除了透過飲食補充失去的水分和蛋白質外，適當的熱敷和運動都能保持身體溫暖。

4-11
精力充沛，免疫不退減

「你還在用鼻水紀錄季節的轉變嗎？」

換季是流行改變的時機，同時也是流行感冒的時機。在繁忙的生活步調下，或許你對於流行不感興趣，但你一定不想加入感冒行列。然而，現代人的工作環境多為辦公大樓，在中央空調的封閉環境下，往往是一人中鏢，整棟遭殃。在這種難以隔絕傳染源的環境下，增強抵抗力，可以從按壓耳穴開始做起。

按壓神門穴可以調整我們的自律神經，讓身體適應環境的改變，減少咳嗽、噴嚏等過度反應；按壓脾點穴則可以加速體內廢棄物的排泄，減少有害物質的屯積。每天空出一點時間，用手指向身體請願，體內抵抗力自然會累積。經絡通順，疾病遠離，元氣滿滿的精神力更是比別人多了份自信和行動力。

還在擔心被人強迫推銷流行感冒嗎？快來動手指幫身體集氣，只要有恆心，身強體魄都能一指搞定。

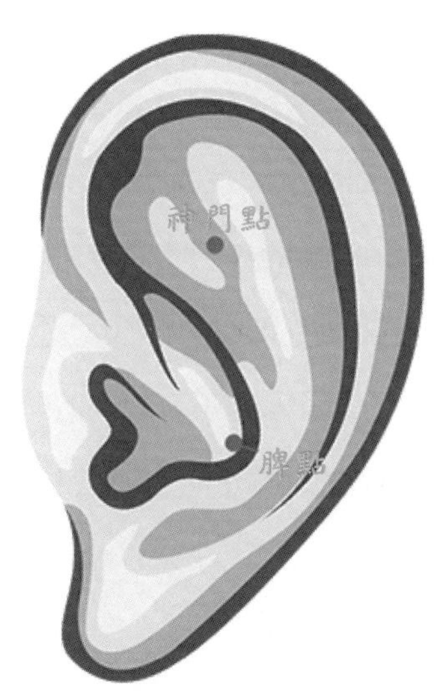

增進免疫耳穴點圖

豐學堂小知識

每天不妨抽點時間到戶外散散心，除了活動身體外，也能減緩壓力，讓身體的免疫系統能運作得更順暢。

4-12
挺身再起，走出運動傷害

近幾年來，健康意識逐漸抬頭，除了購買有機食物、選用無毒用品外，健身也成了一項風潮。不過，若是沒掌握好自己身體的能耐，則有可能因此造成運動傷害。人非聖賢，孰能無過，受了傷並不打緊，但若因此放棄了健身，就十分可惜了。你知道嗎？其實耳部按摩也能幫助舒緩運動傷害喔！

按摩肝點穴和外耳輪的三點穴可以加速身體的排毒功能，改善氣血瘀積的情形，讓受傷的部位能夠更快消腫，增加癒合的速度。以後碰上運動傷害時，除了做好患部的按摩與敷療外，又多了種舒緩運動傷害的撇步。就算身體不方便碰到受傷的部位，也能靠按壓耳朵改善情況。

別讓運動傷害斷了你的健康夢，讓我們一起跨越障礙，迎向健康的人生！

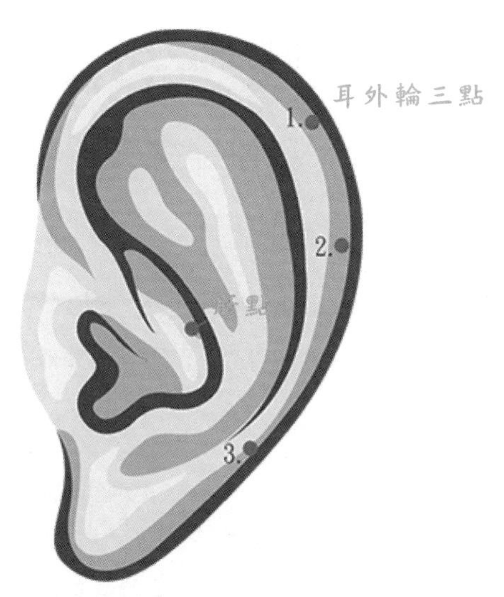

去腫消炎點圖

豐學堂小知識

俗話說：「預防勝於治療」，運動前的暖身可不能馬虎。若時間緊促的話，可以選擇做一些較不激烈的運動，別讓一時的急功好利成了一生的遺憾。

附錄

豐學堂抖濁功

自律神經失調功

浮躁是現代人的通病，這樣的人不僅難以有成，還讓自己每天都生活在焦躁不安中，連吃飯和睡眠都出了問題，整個生活水平隨之降低，更感受不到生活中的安定感。

如果覺得自己心浮氣躁，就到戶外走一走，把自己的一顆心就變得莫名的放鬆，瞬間忘記所有令您心浮氣躁的煩惱，或是練習豐學堂所教授的抖濁功內的靜功。

所謂靜功就是呼吸功，藉著一吸一呼之間，會發現除了心自清明外，眼睛隨著明亮，也可以消散內心擾人的雜念和煩惱，感受溫和的美好。

希望所有為心浮氣躁而煩惱的人，都能藉著練習靜功，而回歸心靈的平靜，培養從容冷靜的雍容氣質。每天都可以練抖濁功，只要在空氣新鮮的環境中作深呼吸運動，就可以有以下的效益。

A：增加副交感神經的活性，提升免疫力。

B：可以改善睡眠或暈沉的現象。

C：促進腸胃道功能，改善便秘。

D：促使好心情。

E：增加肺活量。

五行臟器理論中，其中心主神，肝主魂。神魂安定，自然睡眠正常，而睡眠正常後，自然就會提升免疫能力，讓身體運作達成平衡。平常可以找空檔時間，隔離外界的干擾，讓自己安靜下來，作深呼吸運動（豐學堂抖濁功的靜功），來提升自身的副交感神經活性，提升身體的機能。

簡易五步驟，輕鬆達到真正的有效呼吸。

1：舌頂上顎。

2：眼睛可以張開看青山綠水。（或閉眼睛也可）

3：鼻子先吸氣，吸到不能再吸為止

4：再鼻子吐氣，吐到不能再吐為止

5：反覆執行，直到發現眼睛清亮為止（肝開竅於目），有清肝熱的作用。

國家圖書館出版品預行編目（CIP）資料

全自癒五行養生寶典 : 五行在「手 」、健康我有！ / 劉吉豐著.
-- 初版 . -- 臺北市 : 匠心文化創意行銷 , 2018.08

面； 公分
ISBN 978-986-96927-0-0(平裝)

411.1

【渠成文化】豐學堂 001

全自癒五行養生寶典：五行在「手」、健康我有！

作　　者　劉吉豐
圖書出版　匠心文化創意行銷有限公司
發 行 人　張文豪
出版總監　柯延婷
執行總編　郭茵娜
內文整理　游原厚
內文校對　蔡青容
美術設計　宛美設計工作室
E-mail　cxwc0801@gmil.com
網　　址　https://www.facebook.com/CXWC0801
總 代 理　旭昇圖書有限公司
地　　址　新北市中和區中山路二段 352 號 2 樓
電　　話　02-2245- 1480（代表號）
印　　製　上鎰數位科技印刷有限公司
定　　價　新台幣 380 元
初　　版　2018 年 9 月

ISBN 978-986-96927-0-0